Dansen
in het zand

André Bek

Dansen in het zand

Een leven in geschonken tijd

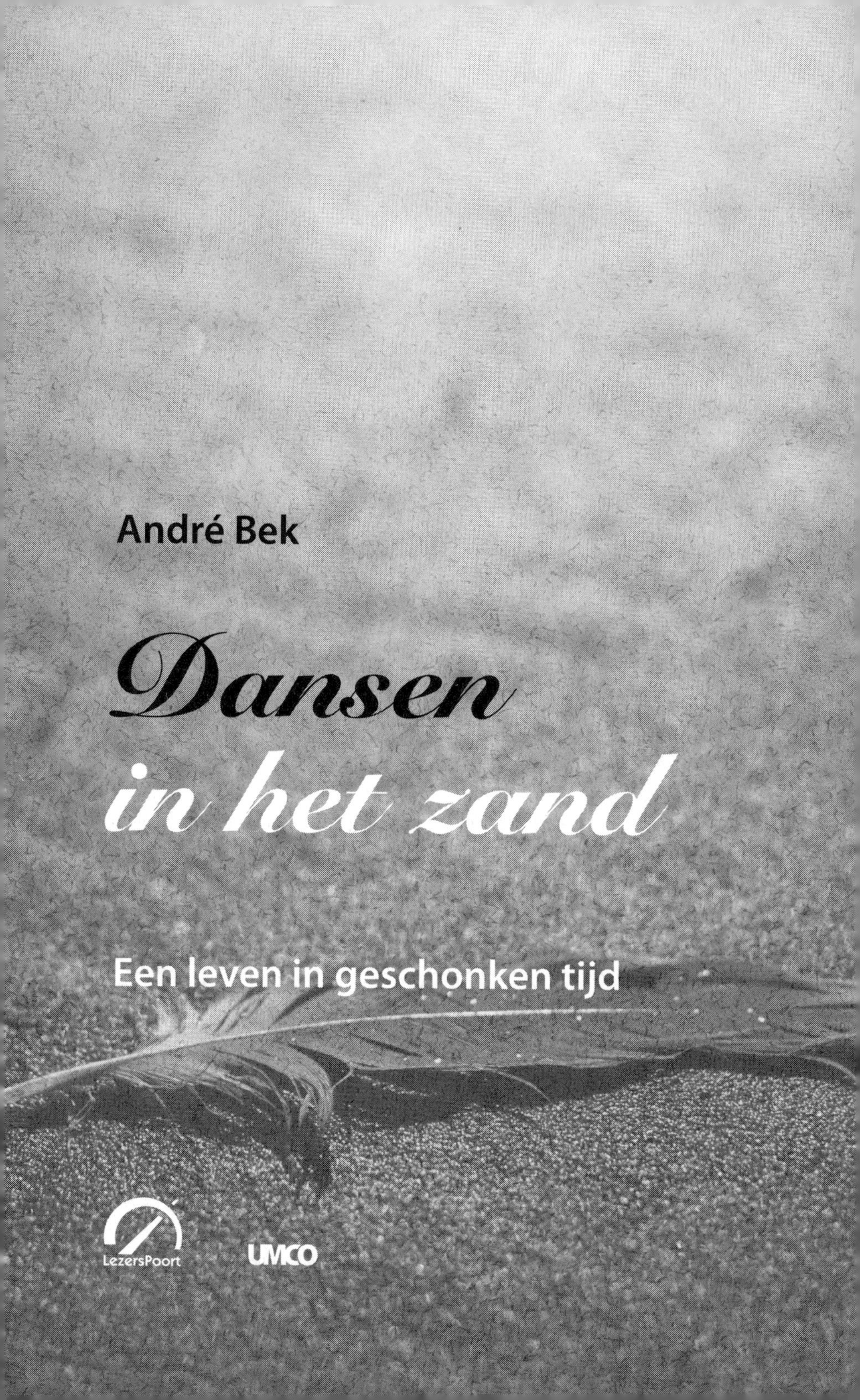

LezersPoort

UMCO

ISBN 97890-8823000-4
NUR 320
Trefw.: Literaire non-fictie; autobiografie; nierziekte; Marine; donorschap; transplantatie

Omslagontwerp Bart van den Tooren
Foto omslag Rob Casey/Getty Images
Foto auteur Ronald R. van Oijen

LPN 70.017-207-01-3308-8008
LezersPoort Uitgevers, Postbus 474, 2000 AL Haarlem - NL
info@lezerspoort.nl www.lezerspoort.nl

LezersPoort

Gezamenlijk uitgegeven door LezersPoort en
United Media Company, Postbus 276, 3740 AG Baarn
info@unitedmedicacompany.nl www.unitedmediacompany.nl

United Media Company
cross media branding and publishing

Inhoud

You should have seen us dancing in the sand.
And now she's in me, always with me.

Naar 'Tiny Dancer' van Elton John

Proloog

Zijn woorden zijn me bijgebleven.

'André, geloof me, ik leef met de dag. Ik slinger tussen hoop en wanhoop. Van de goede momenten geniet ik zo veel mogelijk. Het is doorzetten, altijd maar weer doorzetten. Eigenlijk heb ik maar één keus. Het is dát, of… volledige stilte…'

Onze paden kruisten elkaar vroeg in de jaren tachtig. Een tijd waarin ik nog leefde in de zorgeloze waan van onkwetsbaarheid. Hij was een toevallige passant in mijn leven, een tijdelijke collega. Een bijzonder aardige, trotse en intelligente vent. Zijn houding van rustige waardigheid en allesoverheersende levensdrift maakte diepe indruk op mij.

Hij sprak laconiek over zijn gebleken kwetsbaarheid, bijna alsof hij daarmee spotte. Dat intrigeerde mij. Hij toonde daarmee een kwaliteit die mij vreemd was. Ik deed als ex-militair juist mijn best zwakheden te verbergen en stoere kracht uit te stralen. Door naar hem te kijken ging ik mezelf in een ander licht zien.

Nadien ben ik hem nooit meer tegengekomen. Zijn werkelijkheid stond mijlenver van de mijne af…

Althans, dat dacht ik.

Hij dialyseerde en wachtte op een donornier!

Je komt op deze wereld zonder inspraak, wordt opgenomen in de cyclus van alles wat leeft en bent een tijdje te gast op aarde. Gezond en wel sta je open voor de toekomst en leef je met de mooiste plannen en verwachtingen.

Vol jeugdig zelfvertrouwen koesterde ook ik mijn dromen. Alle onheil zou aan mij voorbijgaan. Totdat ik te horen kreeg: 'André, je nieren kunnen niet meer beter worden…'

Onkwetsbaarheid bleek enkel in mijn naïeve verbeelding te bestaan.

Was de 'toevallige' passant misschien een boodschapper van mijn toekomst?

Voor alle donoren…

Mijn helden

Zonder hen zouden velen vallen

De juiste dans

Als dag en nacht vormen ze twee delen van het geheel, de één kan niet zonder de ander.
M. Patel

Rotterdam, eind november 1982. Daar staat ze. Alsof alleen zij gekleurd is in een verder zwart-witte omgeving. Ik kan mijn ogen nauwelijks van haar afhouden. Extreme aantrekkingskracht. Ik geneer me voor mijn eigen onbeschaamdheid. Verlegen en quasinonchalant kijk ik een andere kant op als haar blik de mijne kruist. Kijkt zij nu ook naar mij? Het is alsof ik haar ogen voel prikken. Het zal toch niet waar zijn? Weer ontmoeten wij elkaar in een glimp, maar nu blijft haar blauw een paar seconden in mijn bruingroen verzonken. Een eeuwigheid. Bonkend hart, stokkende adem, een tinteling.

Blijkbaar is zij vanavond onze danslerares. Een sprekend gezicht met een lieve lach. Een sportvrouw met de elegantie van een ballerina.

'Goedenavond dames en heren. Vanavond val ik in, Bert heeft een griepje. Voor degenen die mij nog niet kennen, mijn naam is José. Mag ik jullie uitnodigen op de vloer?'

Ik kijk mijn ogen uit als zij een nieuwe slowfoxvariatie voordanst. Soepel zweeft ze over het parket. Wat benijd ik die assistent van haar. Enthousiast geeft ze uitleg en neemt vervolgens de variatie stap voor stap door.

'Zo, nu is het de beurt aan jullie.'

In een grote kring worden de pasjes geoefend.

'Gaat het? Het is *slow-quickquick-slow.*' Ineens is ze daar. Op nog geen halve meter afstand. Ze heeft het tegen mij! Ik voel een blos opkomen. Gloeiende lava trekt van mijn voetzolen omhoog en zet mijn oren in brand.

'Nee, het g-gaat niet helemaal goed... geloof ik,' stotter ik onhandig.

'Kom maar,' resoluut pakt ze me beet. Mijn danspartner wordt overgenomen door haar assistent.

Mijn god, wat voelt dat goed. Kracht en zachtheid in symbiose. Haar onderlichaam dicht tegen het mijne. Aangesloten dijen en buiken. Verleidelijke warmte. De afstandscheppende armhouding. Een verwarrende combinatie van sensualiteit en opperste kuisheid. Ze leidt mij door de passen en mijn voeten vinden haar ritme. Ik voel mij een getemd wild dier. Onbewust van wat ik doe, bewegen onze lichamen als één geheel. Een sensatie, ik dans met haar!

'Je hebt talent,' zegt ze zachtjes terwijl ik haar volg in het rijzen en dalen van de slowfox. Haar adem kriebelt langs mijn oorhaartjes. Ze ruikt heerlijk.

'Vind je?'

'Ja, je heupen hebben verstand van muziek.'

Ik moet lachen. 'Dank je.' Haar jurk voelt zijdeachtig zacht. Het is alsof ze geen kleding draagt. Met mijn rechterhand voel ik hoe krachtig haar lijf is, en hoe haar huid tegelijkertijd zacht wordt waar mijn hand rust. Ik vergeet dat ik dans. Ik ben aanwezig, in haar maat, in haar intimiteit.

'Je vriendin danst ook goed.' Ik keer terug in de realiteit. Het is alsof ze me peilend aankijkt.

'Néé, niet mijn vriendin, ze is de zus van een vriend van mijn broer. Ze zocht een danspartner,' antwoord ik bijna verontschuldigend.

Ze laat een korte stilte vallen. Haar hand spant zich aan; slechts een fractie van een seconde, heel subtiel en wellicht onbewust. 'O, dus je hebt je opgeofferd?'

'"Geen glorie zonder lijden" zeggen ze bij de mariniers,' grap ik.

'Ben je marinier?' vraagt ze enthousiast nieuwsgierig.

'Ik ben er net weg,' antwoord ik gefingeerd achteloos. Ik vertel haar nu niet dat ik tandheelkunde studeer. Stel je voor, straks heeft ze een fobie voor tandartsen.

'Wow, stoer hoor. Avontuurlijk. Daar houd ik wel van. Dus je had ook zo'n mooi uniform met een rode bies?'

'Ja, die heb ik nog steeds. Heb je iets met uniformen?' plaag ik uitdagend.

'Hmm..., misschien?' retourneert ze met een ondeugende blik en vervolgt ineens onverwacht zakelijk: 'Zo, je hebt het ritme nu goed te pakken, ik ga door met de les. Succes verder.'

Ze laat me los en loopt weg. Tik, tak, tik, tak, zonder om te kijken. In verwarring blijf ik achter. Ik sta nog in half de danshouding. Alleen.

Nu of nooit! Ik raap al mijn moed bijeen en roep haar zo discreet mogelijk na: 'Ik heet André, en ík heb wel iets met dansleraressen...'

José stopt en draait zich om. Ze staat rechtop, met iets gespreide benen die haar soepele stretchjurk strak spannen, draait een blonde lok achter haar rechteroor en steekt haar borsten vooruit. Als een danseres: sensueel en stijlvol tegelijk.

'Op zaterdagavond is er altijd vrij dansen. Vaak ben ik er dan ook...' Ze knijpt haar ogen half dicht en draait zich glimlachend om.

Er schiet elektriciteit naar mijn kruin. Ik kan die ogen niet meer loslaten en fantaseer hoe het zal zijn om in de diepte daarvan onder te gaan. Dit is wat mij betreft liefde op het eerste gezicht. Zo moet dat dus zijn. Het bestaat echt! Overweldigend, magisch.

Een paar dagen later. Ik word gek! José, José, José, wat heb je met me gedaan? Aan niets anders kan ik meer denken. Haar ritme tintelt na in iedere vezel van mijn lijf. Ik moet iets doen, zo kan ik niet verder. Ik kan nauwelijks meer slapen, studeren, eten, opletten in het verkeer. Het is alsof ik beheerst word door machten buiten mijzelf.

Uiteindelijk trek ik de stoute schoenen aan en schrijf haar een brief. Recht vanuit mijn hart vinden tedere woorden hun weg. Mijn mooiste zinnen ooit vloeien samen. De brief waarin in mijn ogen alles perfect geformuleerd staat, waarin ik mij kwetsbaarder opstel dan ik tot nu toe voor mogelijk hield.

Op weg naar de brievenbus ben ik in hevige tweestrijd.

De tijd staat even stil. Dit moment zal mij altijd bijblijven. Wat ben ik zenuwachtig. De bus zuigt, mijn vingers aarzelen. Een dualistisch gevoel. Als ik de brief los laat, kan ik niet meer terug.

Ik geef toe aan onbegrepen krachten en laat los. Gevolgen zijn nu buiten bereik. Ik heb het gevoel dat er iets groots in gang wordt gezet, dat er een nieuwe levensfase gaat aanbreken. Maar ook de angst voor afwijzing. Wat weet ik van haar? Heeft ze al iemand? Breng ik haar in verlegenheid met mijn liefdesoffensief? Maak ik mezelf compleet belachelijk?

Ik doe dit intuïtief, vanuit een onbewuste drang, opgeslokt door de nevelen van hevige verliefdheid. De logica krijgt nu geen vat op mij. Is het gevoel wel wederzijds?

Sinterklaasavond, 5 december 1982. Het is honderd procent wederzijds! Godzijdank!

Zij heeft al die tijd hetzelfde gevoeld. Verdwaald in tijd en ruimte dansen we de sterren van de hemel, zijn even verliefd op elkaar als op het leven en waren nooit eerder zo gelukkig. Lippen vol passie vinden elkaar. *'t Heerlijk avondje is gekomen...* Opperste bekoring van onze zinnen. Het is de juiste dans, in de juiste sfeer en op de juiste melodie.

Dit gevoel mag nooit meer over gaan. We hebben elkaar zo veel te vertellen. Raken wij ooit uitgesproken? Zijn wij ooit uitgedanst?

Als je van iemand houdt, dan is die persoon geen gewoon mens meer. Die persoon wordt speciaal en uniek voor jou. Samen ga je het grote avontuur aan. Het is een verrassende ontdekkingstocht: soms naar je diepste zelf, maar vaker naar die boeiende ander. Je wordt een ander, beter en completer mens. Jezelf overwinnen en vergeten voor de ander. Elkaar beminnen, helpen en troosten, zonder eisen en voorwaarden. Teder, zacht en goed zijn. Ook in moeilijke tijden geloven dat het allemaal weer goed komt. Samen lachen, huilen, sterk en kwetsbaar zijn, maar vooral samen dezelfde richting kiezen. Zeggen: 'Ik vind je geweldig zoals je bent,' tonen: schat, ik houd van jou. De waarheid als tweerichtingsverkeer.

Hoe dieper wij doordringen in elkanders geest, hoe meer wij geloven in een ongelooflijk wonder. Het wonder van de eeuwige liefde. Een kracht waarmee wij denken alles te kunnen overwinnen.

Negentien-
vierentachtig

Al mijn hoop en al wat in mij lacht, ik zie het deinzen in die zwarte nacht.

J. van Looy

Rotterdam, AZR Dijkzigt (het huidige Erasmus MC), 1984. 'André, je nieren kunnen niet meer beter worden. Je zult moeten gaan dialyseren.' De jonge vrouwelijke arts zegt het met een droevige en vreemd serieuze blik. We zitten in een apart kamertje. Ze lijkt zich volledig bewust van haar onheilstijding en de schok die ze daarmee teweegbrengt.

Dit voelt wel héél ernstig. Wat moet ik hiermee? Droom ik? Ik wil het niet geloven. Het is niet wáár... Ze neemt me in de maling! Je gaat toch zeker naar het ziekenhuis om beter gemaakt te worden? Allemachtig! Ik weet niet wat ik moet zeggen. Het is een enorm kabaal in mijn hoofd, een vreemde mix van oorverdovend suizen en chaotische gedachten. Talloze vragen strijden om voorrang. Niet één krijg ik te pakken. Ze schreeuwen door elkaar en vechten om antwoord.

Ik ben volledig beduusd en kan met geen mogelijkheid de consequenties overzien.

'Kan ik dan niet meer parachutespringen?' vraag ik opeens aan de arts. De eerste vraag die tot mijn eigen verbazing vrijkomt. José en ik hebben onlangs een cursus aangeboden gekregen. Een mens stelt in alle verwarring de vreemdste vragen als zijn toekomst hem wordt ontnomen.

'Nee, dat kan niet meer,' antwoordt de arts totaal verbaasd.

'Nooit meer?' vraag ik dramatisch.

'Nee... eh... ik denk het niet,' aarzelt zij onbeholpen. Ze klemt haar lippen op elkaar en schudt zachtjes haar hoofd. Ervaring heeft haar nog niet gehard, ik zie vocht glinsteren in haar ogen. Ze heeft zichtbaar moeite met mijn ontreddering en haar verantwoordelijkheid als boodschapper van het slechte nieuws.

En plotseling is daar het besef. Vanuit een schijnbaar idiote vraag en het veelzeggende aarzelende antwoord wordt het me allemaal compleet duidelijk. Ik denk aan José en barst in woede en tranen uit. Hoe moet dat nu verder met ons? Nooit meer dansen? We hebben het zo fijn samen. En onze grootse plannen? Hoe ga ik haar dat vertellen? Verder leven aan een machine! Horror van de zwaarste categorie. Rondom mijn hart wordt het kil, alsof het gebroken is en mijn bloed niet meer rondpompt. Ik voel een klemmende pijn op mijn borst.

Het dak van de hemel dondert omlaag. Duisternis, paniek, het zwartste zwart overspoelt mij. Ik bevind me in de hel en wil naar het niets, of de hemel, het is me om het even. Alles beter dan dit. Genadige dood. Het besef overweldigt mij. Ik pak een stoel en smijt hem door de kamer. Agressie als uiting van mijn machteloze woede.

'Néééé… Dan ga ik nog liever dood! Ik ga niet aan een machine!' Ik schreeuw en ben buiten zinnen.

'Dan ga je ook echt dood,' zegt de arts bijna fluisterend en zichtbaar aangedaan. Ze klopt zachtjes op mijn rug en leidt me terug naar mijn bed op zaal.

De wereld ziet er ineens heel anders uit. Het is alsof het daglicht niet meer doordringt. Ik staar naar het plafond en kan alleen maar denken aan José. Ik wil echt dood, verlost zijn van deze pijn. Het is beter zo. Ik wil geen blok aan haar been zijn, geen veroorzaker van een donkere toekomst. Wie kan ik nog voor haar zijn zonder 'zon' in mijn hart? Boos ben ik, op alles, op iedereen. Het voelt zo onrechtvaardig. Iedereen die het waagt bij mijn bed te komen scheld ik verrot. Niemand kan de antwoorden geven die ik nu zoek.

Kennelijk hebben 'ze' José gebeld. De hoofdverpleegkundige komt me melden dat ze in aantocht is.

'Je vriendin komt zo. Gaan jullie straks maar naar mijn kamer,' zegt ze balsemend, 'dan hebben jullie alle privacy.'

Ik staar haar vernietigend aan en denk: waar bemoei je je mee, trut! Rot op. Je hebt niet het flauwste besef…

Daar komt José, mijn alles, mijn leven. Ik voel me de gebarsten spiegel van haar dromen. Mijn hart knijpt pijnlijk samen.

De boodschap komt snoeihard aan. Ik proef het zout van haar tranen. Zilt van onbenoembaar verdriet. Tranen vermengen zich en woorden schieten tekort. Onze adem gortdroog, bitter, onze neuzen vol met snot. Misselijk. Ik weet het echt niet meer en sluit mezelf op in de onvermoede hoeken van mijn gedachten. Dit aanvaarden… Nooit!

Later die dag. 'André, wil je even meekomen?' Een arts staat aan mijn bed.

'Nee! Ik blijf hier!' Ik trek de lakens over mij heen.

'André, ik heb bezoek voor je. Je ouders en je broer zijn er.'

Ik laat mij in alle boosheid overreden. Zij zijn naast José de belangrijkste mensen in mijn leven. Voor hen gaat mijn deur even van het slot.

Ik kom in een kleine conferentiekamer en daar zitten ze aan een grote vergadertafel. Een soort ridders van de Ronde Tafel: José, mijn broer René, mijn ouders. Ik durf ze bijna niet aan te kijken, vol schaamte over mijn gebleken kwetsbaarheid en onbeheersbare woede. Wat haat ik mezelf om het verdriet dat ik hun aandoe!

De arts vertelt dat deze dierbaren aanwezig zijn om mij iets te vertellen. Het is net of hij formeel een vergadering opent. Mijn moeder neemt het woord en zegt dat er nog andere oplossingen zijn:

'André, het is mogelijk om een nier af te staan aan een familielid. Wij willen dat voor jou laten onderzoeken. Papa, René en ik. We hebben hier al met de arts over gesproken.'

Ik ben sprakeloos. Ik ben in verwarring en weet niet precies hoe te reageren. Daar sta je dan. Heb ik nu nog het recht om dood te willen? Eigenlijk wil ik dit helemaal niet. Maar wel liever dan de dood, geloof ik. Deze liefste mensen steken hun nek voor mij uit. Heb ik het recht om dit te weigeren? Heb ik het recht om dit te accepteren? Wat doe ik deze mensen aan? Ik kan met geen mogelijkheid de werkelijke implicaties van dit aanbod overzien.

Mijn ogen vangen de blik van José, ze glimlacht door haar tranen. Ondanks alle duisternis toch een minuscuul lichtpuntje, oneindig ver. Mijn kwaadheid vloeit weg. Als mensen zóveel van je houden, mag je dan nog wel toegeven aan je donkerste gedachten?

'We gaan het allemaal onderzoeken. Je mag nu direct mee naar huis, met je familie,' zegt de arts op gulle toon, alsof hij een koninkrijk weggeeft.

De reis naar huis is een vreemde rit, een tijdloze reis. Een rit zonder oog voor de wereld. Diep in gedachten verzonken. Verdoofd door vermoeidheid en doorstane emotie.

Ik denk terug aan die vroegere collega wiens woorden me waren bijgebleven. Vindt wat wij toeval noemen misschien zijn oorsprong in heel diepe bronnen?

Het is doorzetten, altijd maar weer doorzetten… Het is dát, of volledige stilte…

Onbevreesd en vol vertrouwen

Onvoorwaardelijke liefde,
't is hier dat het leven opnieuw begint.
Anoniem

De onderzoeken volgden. Wonderlijk genoeg bleken zowel mijn moeder, als mijn vader en mijn broer geschikt als mogelijke donor. Ik werd ondertussen steeds zieker. Men trachtte de dialyse tot het uiterste te voorkomen. Een streng dieet en bakken vol medicijnen hielden mij nog net op de been.

Het leven was zwaar. Maar José en ik grepen ons vast aan het geschonken sprankje hoop, aan een leven ná de transplantatie. We hadden geen enkel idee hoe dat zou worden, maar er was geen keus. Uiteindelijk wierp mijn jongere broer René zich op als donor.

Er spookten nog zo veel vragen door mijn hoofd. Vele bleven onbeantwoord. Transplantatie bij leven was een bijna mystieke wereld. Een familiedonatie was toen nog redelijk zeldzaam. Er werd nauwelijks aandacht aan besteed en het werd zeker niet gepromoot. Artsen spraken er niet over. Het initiatief moest volledig vanuit de familie komen. Pas dan volgde alle medewerking. Technisch werd alles perfect uitgelegd. Maar hoe voelt dat, zo'n nier in je buik? Hoe sterk word je dan weer? Wat kan wel en wat kan niet? Kunnen we bijvoorbeeld toch nog gaan parachutespringen? Hoe gaat het met vrijen? Kan ik weer dansen en soepel bewegen? Hoe voelt dat om altijd zware medicijnen te moeten slikken? Hoe lang blijft die nier werken? Blijf ik altijd patiënt? Hoe is het voor René? Krijgt hij veel pijn? Hoe vindt zijn vriendin het? Vindt ze zijn litteken niet erg? Wil ik wel dat René dit voor mij doet? Honderden vragen waar de tijd een antwoord op moest geven. Onzekerheid zonder keuze.

Thuis, 7 augustus 1985. 'Wat doe jij allemaal in je koffertje?' René en ik zijn onze koffers aan het inpakken. Morgen gaat het gebeuren. We zijn nuchter en cynisch, hebben gek genoeg de grootste pret.

René is ook ex-marinier. Zijn kameraadschap is zo mogelijk nog groter dan zijn broederliefde. Opofferingsgezindheid omwille van kameraadschap is voor hem geen duivels dilemma. Hij gaat gewoon voor zijn maat door het vuur. Koste wat het kost. Zo zachtaardig en aimabel als hij overkomt, zo hard kan hij zijn als het erop aankomt. Dan gaat hij als een tank door beton.

'Pak je surfpak maar in, dat is lekker strak, dan donderen na de operatie je organen niet uit je lijf!'

AZR Dijkzigt, 8 augustus 1985. De eerste transplantatie. We liggen samen op een kamertje.

De afgelopen nacht hebben we plezier gehad met de broeders en verpleegsters. We moesten beiden geschoren worden. Grote hilariteit. Kale pikkies. René kreeg een katheter ingebracht door een boom van een broeder met handen als kolenschoppen. Mijn broer schold en jodelde van de pijn. Van de zenuwen moest ik lachen. Daarna kregen we beiden een klysma toegediend. We hebben gewed wie het langst zijn boodschap kon inhouden. Lachen! Pret om elkaar. Plezier als substituut voor de enorme spanning. Ik verloor en scheet net niet in mijn pyjamabroek.

Het is nu zover, René wordt opgehaald. Het bed komt langzaam in beweging. Hij zit statig rechtop, met de vitale uitstraling van een gezonde en krachtige jonge vent. Zijn rug is ontbloot door het openvallende operatiejasje. Het geeft hem iets ontroerend kwetsbaars. Als een koning defileert hij in zijn roomwitte koets langs mijn bed. De spanning is voelbaar.

'Nou sterkte joh... ik duim voor je.'

'Ja sterkte hè, tot ziens.'

Het klinkt belachelijk formeel, maar wat zeg je tegen elkaar op zo'n met niets vergelijkbaar moment. We geven elkaar nog een hand. Uitdagend stevig, zoals wij dat als broeders plegen te doen.

Een laatste blik, een gevoel van de grootst mogelijke kameraadschap. Ik zou nog een stukje mee kunnen lopen, maar blijf liggen. Ik weet geeneens waarom. Het is een soort apathische passiviteit, alsof ik alle controle over het leven ben kwijtgeraakt.

Het lange wachten begint. Ik ben doodnerveus. Ze snijden nu in mijn broer, in een gezond mens. Een onbeschrijfelijk idee. Schuldgevoel en hoop op een nieuw leven zijn onverbiddelijk met elkaar verbonden. Ik voel mij een vreemdeling in een fictieve wereld. Verdriet en blijdschap, geen weg meer terug. Wat had ik het graag anders gehad. Wat overkomt ons? De tijd kruipt tergend langzaam voort.

José, Linda – René's partner – en mijn ouders zitten in nog grotere spanning. Voor naasten is het veel zwaarder. Twee zoons op de operatietafel. Je geliefde in de gevarenzone. Ze staan voor martelende onzekerheden. Alle grip op de werkelijkheid is buiten hun bereik.

AZR Dijkzigt, oktober 1985. Gek word ik van mijn isolatiekamer. Week in week uit in dit beperkte wereldje onder streng regiem. Ik lig nu al tien weken in het ziekenhuis. Alles wat tegen kon zitten, zat tegen. Godzijdank gaat het met René geweldig. Hij was zelfs binnen een week weer thuis.

Bij mij was een tweede spoedoperatie noodzakelijk in verband met een perforatie van mijn buikvlies en een lekkage van mijn blaas. Ik wist niet dat een mens zo veel pijn kon hebben.

Gisterennacht hoorde ik de sirene van een ambulance. Het doordringende geluid is sindsdien niet meer uit mijn hoofd verdwenen. De hele dag hoor ik die kenmerkende drietoon. Ik heb al naar buiten gekeken, maar er rijdt écht geen ambulance. Ik word gek!

Gelukkig gaat het eindelijk lichamelijk de goede kant op: de nier slaat prima aan en mijn wonden genezen voorspoedig. Misschien mag ik snel naar huis. Ik mis mijn eigen omgeving enorm. Wat zou ik graag veilig tegen José willen aankruipen om 's morgens samen wakker te worden. Soms bel ik haar midden in de nacht. Op momenten dat ik er niet meer tegen kan. Haar kalme en wijze woorden geven mij dan keer op keer de zekerheid dat het allemaal goed komt. Nog even en dan wordt het hopelijk stil in mijn hoofd.

Het werd uiteindelijk stil. Ik herschiep mijn leven en genoot samen met José van een nooit meer zo vanzelfsprekend fantastisch 'nieuw' leven.

Tot ons immense verdriet achtervolgde het noodlot ons. Het bleef niet bij die eerste beproeving.

Uiteindelijk ontving ik ook van mijn beide ouders het mooist mogelijke geschenk. De ziekte liet mij dus niet met rust en keerde herhaald terug in mijn donornier. Bij iedere transplantatie groeide opnieuw de illusie dat de dood nog ver weg was.

In de tussenliggende jaren vierde ik mijn leven. Met mijn blik steeds gericht op het boeiende heden, ging ik de toekomst binnen. Zo vond ik keer op keer het geluk zonder eraan voorbij te lopen. Helaas vliegt de tijd als je gelukkig bent.

AZR Dijkzigt, 11 januari 1989. De tweede transplantatie. Hét moment is aangebroken. Mijn vader wordt zo naar de operatiekamer gereden. Een tweede transplantatie zal mij hopelijk verlossen van die teruggekeerde door mij gehate ziekte.

Ik denk terug aan de periode na de eerste transplantatie: sinds 1985 had ik een fantastisch leven genoten. Samen met José bouwde ik een nieuw, boeiend bestaan op. Mijn broer hield niets aan de transplantatie over, werd meester in de rechten en kreeg een geweldige baan.

Helaas, aan het goede leven kwam een einde. Ik kon bijna niets meer. Tien meter lopen en ik was buiten adem. Ik werd misselijk wakker en ging misselijk naar bed. De hele dag was ik kotsmisselijk, vooral als ik kookluchtjes rook.

Toen mijn arts bevestigde dat de ziekte was teruggekeerd, raakte ik totaal van de kook. José verloor haar grip en vreesde dat ik mijzelf iets zou aandoen. Onterecht. Nu verwijt ik het mezelf, maar toen hield ik die misvatting heimelijk in stand. Haar verdriet was mijn verdiende straf. De ergst denkbare. Ik wilde mijzelf op de meest vreselijke wijze pijnigen. Zo zag ik het toen. Ziek en verknipt, nihilistische nierlijder. Wat heb ik nu een spijt! Ik zonk in een diepe depressie en kwam min of meer gedwongen onder behandeling van een psychologe. Een nederlaag voor mijn hele Zijn, vond ik. Zij was aardig en begripvol, ik praatte, en praatte, en praatte. 'Maar wat doe ik hier in godsnaam? Zij kan toch nooit voelen wat ik voel?' dacht ik iedere keer. Meer mijn gevoel van schaamte, dan haar luisterend oor, bracht mij tot inkeer. Althans, dat verbeeldde ik mij. De druk ging van de ketel. Die geneest, die spreekt. We hadden beiden gesproken. Maar ik was weer van mijn ramkoers. Klootzak die ik was.

We waren zo nuchter gisteravond. Twee stoeltjes naast elkaar voor de tv. We hebben gezellig naar een Duitse politieserie gekeken. Competitief analyseren. Wie heeft de moord gepleegd? Wie sneed de hals door?

Vandaag gaat het mes in ons snijden! De transplantatie is niet meer het grote mysterie dat het de eerste keer voor ons was. We weten wat ons te wachten staat en zijn er redelijk rustig onder. Voor de buitenwereld lijken we zelfs ijzig nuchter, maar dat is slechts uiterlijke schijn.

'Meneer Bek, we komen u halen.' Twee verpleegsters maken het bed rijklaar.

Daar gaat ie dan, 'Heel veel sterkte pa, tot ziens!'

'Ja, dag jongen, voor jou ook het allerbeste!' Mijn vader heeft ons opgevoed met de vaste overtuiging dat mannen elkaar niet zoenen of omhelzen. De liefde is er niet minder om, maar soms had ik dat anders gewild. Zoals nu.

Mijn pa is een geboren Rotterdammer. Tijdens het bombardement van mei 1940 raakte hij bekneld en gewond in een schuilkelder. Hij zag een vriendje sterven. De stad stond in brand en het enige wat zijn ouders konden redden was de kanarie. Tijdens hun vlucht bleek het kooitje leeg. Hij ontwikkelde een sterk rechtvaardigheidsgevoel en bracht dat over op René en mij.

Toen wij naar de marine wilden, zei hij: 'Gaan jullie eerst maar eens varen.' Hij regelde als directeur van een bevrachtingskantoor twee leerling-stuurmanplaatsen op de wilde vaart. Na tien weken op de woelige baren waren onze oren flink gewassen. Al ons groen was verbleekt.

Wat een moed! Nu breekt het lange wachten aan. De eindeloze onzekerheid. Misschien wel het moeilijkste moment van een transplantatie. Het wachten in de wetenschap dat ze met een dierbare bezig zijn. Ze zijn weer aan het snijden in een geliefd mens, voor jóú. Er is geen weg meer terug.

AZR Dijkzigt, 18 januari 1994. De derde transplantatie. Het is een drukte van jewelste op de operatieafdeling. Mijn moeder is vanmorgen vroeg naar boven gereden en nu lig ik klaar voor het grote gebeuren.

Zal de ziekte dan altijd blijven terugkomen? Het kost onnoemelijk veel energie om met elkaar steeds weer dat proces van opbouw, bloei, onheilstijding, rouw en geleidelijke achteruitgang tot en met vreselijk ziek-zijn, te doorstaan. De spanning van de pretransplantatiefase en de onzekerheid over de afloop volgen als een finale uitputtingsslag. Iedere keer weer afstand moeten doen van een mooi leven. Extra mooi, omdat de vanzelfsprekendheid sinds lang vervlogen is. Toch krijg ik opnieuw een kans. Is het geluk dan altijd aan mijn zijde?

Mijn moeder heeft zich met de grootst mogelijke nuchterheid en vanzelfsprekendheid geschaard in de rij van familiedonoren. Wat een fantastische familie! Een nauwelijks te bevatten realiteit. Mede gesterkt door de positieve ervaringen van mijn broer en mijn vader is zij onbevreesd en vol vertrouwen.

Ze hebben me in de gang geparkeerd. Ik ben erg nerveus. Allemaal mensen in het groen met operatiemutsen op hun hoofd en mondkapjes nonchalant in de hals gedrapeerd. De witte klompen klakken op de vloer. Iedereen lijkt die belachelijke klompen te dragen. Een vreemde geur van ontsmettingsmiddelen. Holle klanken. Diffuus gezoem. Er komt een verpleegster naast me staan. Ze is bijzonder aardig. In een gebaar van medeleven legt ze haar hand zachtjes op mijn schouder en zegt dat het allemaal goed gaat komen:

'Het is erg goed gegaan met je moeder, ze komt zo naar buiten.'

Een grote schuifdeur gaat open en daar komt het bed. Allemaal groene mensjes eromheen. Infusen bengelen boven het bed. Mijn hart klopt in mijn keel. Het bed passeert. Ik zie mijn moeder, nog helemaal in een andere wereld. Ze kreunt en ik schrik van haar gezicht. Haar gebit is uit en de wangen zijn daardoor ingevallen. Zo heb ik haar nog nooit gezien. Ik vind het moeilijk om mijn moeder zo te zien liggen. Een ongewilde inbreuk op haar intimiteit. Ze lijdt nu, voor míj.

Ze is een van de krachtigste en meest stabiele mensen die ik ken. Haar vader stierf jong en als oudste van drie kinderen nam ze min of meer zijn rol in het gezin over. Het was een tijd waarin ieder dubbeltje omgedraaid moest worden. Zelfs tijdens de zwaarste stormen blijft ze positief. Hard werken, vol overgave zorgen en nooit zeuren vormen de basis voor haar moederschap. Zo lief als ze is voor anderen, zo hard is ze voor zichzelf.

Resoluut word ik de operatiekamer in gereden. Het team staat klaar, een groen leger, de *special forces* van het ziekenhuis. Ik zie alleen ogen, de rest is bedekt. Sommige ogen kijken vriendelijk en zoeken contact. Ik herken de kalme stem van de chirurg:

'Het is allemaal goed gegaan met je moeder, hoor.'

Ik moet op de operatietafel gaan liggen. Mijn arm wordt beetgepakt en met riempjes op een soort plank vastgemaakt. Ik heb het koud. Het is koel in de operatiekamer. Een warm laken wordt over mij heen gelegd. Vakkundig wordt er een infuus in mijn arm aangebracht.

'Welterusten,' zegt de anesthesist en zij zet een spuit op het infuus. Ik voel een gloeiende stof mijn lichaam instromen. Van mijn arm naar mijn hoofd. Even gaat het mis. Ik kan me niet meer bewegen en geen adem meer halen. Ik stik, wil het ze zeggen, toeschreeuwen, maar ben totaal verlamd. Mijn doodspaniek is van korte duur. De geluiden echoën weg, ik val in de diepte, op mij neer kijkende menselijke silhouetten verdwijnen in een draaikolk en het wordt zwart. Het donkerste zwart, zonder tijd, zonder besef. Helemaal niets.

'Wakker worden, André!'

Er staat iemand naast mijn bed. Volkomen gedesoriënteerd kom ik een moment bij. Ik kijk door zwarte kokers en voel een scherpe pijn onder in mijn buik. Ik ben misselijk, mijn tong is dik en mijn keel voelt rauw. Vanuit een diepgewortelde drang vraag ik met al mijn krachten lallend naar mijn moeder.

'Het is erg goed gegaan,' roept iemand van verre en ik zak weer weg.

Het is uren later en ik bevind mij in de uitslaapkamer. Voor mijn gevoel ben ik slechts een seconde onder zeil geweest.

Weer een stap verder in de tijd word ik wakker in een isolatiekamer. Allemaal slangen, in mijn neus, in mijn buik, in mijn armen, overal. José zit naast me en zegt dat het allemaal geweldig goed is gegaan.

Nu geloof ik het pas echt. Ik geloof nu alles. Rust! Bevrijdende dromen, prachtige kleuren en bloemen, ik zweef. De morfine doet zijn werk. Soms word ik wakker en hoor ik mijzelf praten tegen José. Ik ben, vanuit mijn roes, filosofisch en superaanhankelijk.

'Niets is vanzelfsprekend,' hoor ik mijzelf zeggen. In mijn morfinegetripte verbeelding breng ik daarmee de totale kennis van alle wijsgeren uit de oudheid over.

'Ik hou van jou.'

AZR **Dijkzigt, 20 januari 1994.** Het herstel verloopt buitengewoon voorspoedig. De nierfunctie is perfect. Het gaat zo goed dat de verpleging mij – eerder dan gepland – verlost van de mateloos irriterende katheter.

Er ontstaat een ernstige bloeding in mijn blaas, waardoor grote stolsels de uitgang verstoppen. Een vreselijke aandrang, zonder het vermogen om te plassen. Alsof mijn blaas dreigt te ontploffen. Shit, te vroeg gejuicht. Met alle slangen, toeters en bellen word ik uiteindelijk naar de uroloog gereden. Snel druk ik als een bezetene op de morfinepomp, bevreesd voor wat komen gaat. Na moeizaam plaatsgenomen te hebben op een gynaecologische stoel, het onderlichaam ontbloot, mijn benen in de beugels en alle slangen naar de zijkant gedirigeerd, lig ik volkomen hulpeloos, kwetsbaar en in een genante pose te wachten op wat komen gaat.

Met een grote spuit in haar hand vertelt de assistente dat ze me gaat verdoven. Zonder enige gêne pakt zij mijn onderdaan, schuift de voorhuid griezelig bedreven naar achteren, plaatst de spuit op het gaatje van de piesbuis en injecteert een glibberige en verdovende gel. Minstens de helft van de smurrie lekt op mijn zaakje. Mijn allerlaatste restje decorum verlies ik roemloos als mijn penis een angstaanjagend voorspel ondergaat in de glibberige latex handschoenen van de assistente. Ondertussen zie ik de uroloog stoeien met stalen buisjes. Kolere, gaat hij dat mecanobouwsel in mij schuiven? Die buis is toch veel te dik voor mijn urineleider? Tussen mijn benen door zie ik hem als een soort dokter Frankenstein de stalen buis richten. Wat een mensonwaardige ellende!

'Daar komt ie, ontspan maar.' Ontspannen? Met alle pijn van een transplantatie daags daarvoor? Als ze een stalen buis in je piemel schuiven? Een onmogelijk verzoek. Vraag aan de koningin of ze de troonrede naakt wil uitspreken met een badmuts op haar hoofd!

Het is een onvoorstelbare marteling. Schijnbaar niets merk ik van de verdoving. Met de buis in mijn blaas word ik voor mijn gevoel vacuüm getrokken. De pijn is ondraaglijk. Urine klettert op staal. Ik schreeuw het uit. Vol trots toont 'dokter Frankenstein' het schaaltje met de inhoud van mijn blaas. Alsof ik een nageboorte heb gebaard. Een bloederige brei vult het schaaltje tot de rand.

'Je hebt je heel kranig geweerd,' krijg ik als naïef klinkend compliment van de slager.

Eerlijk is eerlijk, ik ben verlost van een enorme last.

Even nadat ik ben teruggekeerd in de isolatiekamer, wordt mijn moeder in een rolstoel binnengereden. Het eerste weerzien na de transplantatie. Een ongelukkig moment. Ik ben nog te kwetsbaar voor toegevoegde emotie. Nog compleet getraumatiseerd van het 'feestje' bij de uroloog, barst ik in hevige tranen uit en vertel mijn moeder wat er is gebeurd. Gelukkig gaat het met haar geweldig.

AZR Dijkzigt, 1 februari 1994. Mijn blaas is voorspoedig genezen, mijn nierfunctie buitengewoon goed en ik voel mij als herboren. Net heb ik te horen gekregen dat ik naar huis mag.

Samen met José rijd ik later die dag naar huis. De zintuigen scherper dan ooit. Samen heerlijk gelukkig. Lionel Richie zingt *Hello*. We naderen ons thuis.

Mijn moeder, vader en broer zagen – onbaatzuchtig – dat wat het beste was voor mij, ook het beste was voor henzelf. Vanuit een diepe – wellicht onbewuste – wijsheid zagen zij dat ik een deel van hen was en zij een deel van mij. In feite werden wij daardoor één.

Deze uitzonderlijke mensen zijn gidsen op mijn levensweg geworden. Ik ging me dankzij hen op de een of andere manier groter en meeromvattend voelen. Een ervaring die ik vervolgens koesterde en meedroeg. Een wezenlijkheid die niet viel te duiden. Gulheid en liefde lieten zich niet meer kwantificeren. Je gaf iets óf niet, je hield van iemand óf niet. Slechts de invulling verschilde. Ondanks mijn onuitsprekelijke dankbaarheid, ontwikkelde ik nooit een schuldgevoel. Onze verstandhoudingen bleven volkomen gezond en 'normaal'.

Alles zag er sindsdien wel anders uit. Wat voor de buitenwereld belangrijk scheen, bleek meestal onbelangrijk. Rijkdom en geluk werden andere begrippen en bezaten een diepere betekenis. Mijn ambities en materiële wensen kregen een andere inhoud, en gerichtheid op de materie transformeerde gaandeweg naar gerichtheid op de geest.

De ondergane transplantaties waren momenten van waarheid. Situaties waar ik niet van kon weglopen. De implicaties voor de toekomst waren evident. Ze vormden voor mij een bron van niet aflatende wijsheid en een bewijs van onvoorwaardelijke liefde.

De laatste duik

Zoek ik niet naar mijzelf, als ik de grens tussen licht en duisternis passeer?
H. Pelizzari

Afscheid nemen deed mij het meeste pijn. Telkens opnieuw iets moeten inleveren. Iets van mezelf, iets van mijn passies, iets van samen, iets van alles. De wereld werd kleiner, de toekomst kwam dichterbij. Donkere wolken pakten samen. Beperkingen groeiden sluipend, maar terugkijkend was de regressie substantieel en frustrerend. De ziekte was opnieuw in aantocht.

Lanzarote, 12 juli 2003. Vanaf het water ziet de wereld er heel anders uit. In de verte schittert het Playa Chica strandje van Puerto del Carmen. Palmen wuiven. Witte appartementencomplexen bekleden de berghellingen. Geluiden klinken helder over het blauwe water. Vrolijke klanken van spelende kinderen, badderende strandgasten en de vele zonaanbidders. Donkere vulkanen vormen een contrasterende achtergrond met het zomerse tafereel. Wegdromend bij het uitzicht, absorbeer ik de indrukken. Een prachtig plaatje.

José verstoort mijn droom: 'Zullen we?' Ze wijst met haar duim omlaag en plaatst de ademautomaat in haar mond. Met de mijne al in, knik ik bevestigend en krom mijn vingers tot het oké-teken.

We laten de lucht uit onze trimjackets ontsnappen en onder

luid gesis verlaten we de zeespiegel. Strandgeluiden ebben weg. Ze worden vervangen door het kenmerkende piepen van ademkleppen en geborrel van uitgeblazen lucht. Vertrouwd en rustgevend. Ik word één met het water en al mijn zorgen vervloeien. Als parachutisten in een vrije val dalen we af in de diepte. Het geeft een overweldigend gevoel van vrijheid. José bevindt zich schuin boven mij. Ze vormt een silhouet tegen de achtergrond van het spiegelende oppervlaktewater. Felle zonnestralen omgeven haar. Mijn engel daalt neer in mystieke banden van licht.

Diep in het blauw schemert de bodem door. Het wazige contour van een rifwand tekent zich af. Een wolk van sardientjes omgeeft José. Blinkend en bewegend als één organisme, verandert de school plotseling van richting en verdwijnt in het blauw. Nog net zichtbaar cirkelen barracuda's in het tegenlicht. Wij genieten.

We dalen verder af langs het rif. Ik check ondertussen mijn duikcomputer en camera.

Met de speciale uitrusting jaag ik op het vastleggen van een heel speciaal gevoel. Een mix van hoop, verwondering, respect, kwetsbaarheid en nietigheid in één afbeelding. De jacht naar dat ene beeld, de ultieme prooi. Een prikkeling van het oeroude collectief onbewuste.

Stilte, alleen het geluid van onze ademhaling. Een onwerkelijke ervaring, dit opgaan in de diepte van de oceaan. Een wereld die nog voor vijfennegentig procent onontdekt is. Verder onderzoek vergt meer technisch vernuft dan een reis naar de maan. Alsof mijn realiteitszin mij in de steek liet, heb ik vaak gemeend een glimp van een onbekend schepsel te zien of een schaduw van een zeemonster verdwijnend in het diepe blauw. Hier is geen sprake van goed en kwaad. Dat zijn menselijke concepten. De natuur is hier in al haar kracht en kwetsbaarheid gewoon wat ze is.

Het rif ligt nu ver achter ons. Onder mij verschijnen, op steile hellingen van spierwit zand, dikke struiken zwart koraal. De zanderige en begroeide bodem loopt af naar onbekende dieptes. Soms lonkt die donkerblauwe oneindigheid en kwelt ze de nieuwsgierige geest. Ook die van mij.

Plotseling klinkt het opvallende geluid van José's rammelaar, een stalen buisje met daarbinnen een kogel. Ze wijst me opgewonden op een ingegraven engelhaai. Alleen een wazige contour is zichtbaar. Zo kan hij zijn prooi verrassen. Voorzichtig ga ik voor de haai liggen en stel mijn camera scherp. Met haar vin geeft José de niet ongevaarlijke roofvis een tikje op zijn staart. Vastgelegd op de gevoelige plaat verdwijnt het indrukwekkende beest met zijn kenmerkende vinslag in het niets.

De duikcomputers maken ons duidelijk dat wij onze limiet vrijwel hebben bereikt. Het kenmerkende geluidssignaal herhaalt zich om de zoveel tijd. Op deze grote diepte is voor de persluchtduiker maar een zeer kort verblijf mogelijk. Maximaal vier minuten geeft mijn computer nu aan. Ik voel mij nog steeds goed, maar mijn bewegingen worden trager. Ik ben enigszins licht in het hoofd, een beetje wazig, alsof een flinke borrel zijn werk doet. Deze door ervaring herkenbare symptomen zijn de eerste tekenen van een stikstofnarcose, een bijverschijnsel van perslucht ademen onder grote druk. Die is op deze diepte ongeveer zes tot zeven maal hoger dan op zeeniveau. Een vergrote concentratie stikstofgas in het bloed kan een bedriegelijk gevoel van veiligheid en euforie veroorzaken. Levensgevaarlijk. We houden elkaar goed in de gaten. Menig duiker is als gevolg van deze narcose in de diepte verdwenen. Een mooie dood? Je vraagt het je wel eens af.

In het zwarte koraal wemelt het van de *tres colas*, prachtige roodpaarse vlagbaarsjes, die zich alleen op deze dieptes ophouden. Hét doel van onze duik: een serie foto's van deze visjes in het koraal. Geknield in het zand, maak ik snel een serie foto's. Concentratie op mijn camera-instellingen kost moeite. Mijn denken is vertraagd. De vlagbaarsjes schieten verschrikt weg tijdens de felle flits, maar keren steeds weer in een oogwenk terug, kennelijk onzichtbaar verbonden met hun specifieke plaatsje in het koraal.

De rammelaar! Verschrikt kijk ik op. José gebaart streng dat het moment om op te stijgen definitief is aangebroken en wijst op haar instrumentendisplay. Discussie is uitgesloten. Nu komt het aan op discipline. Wazig of niet. De computers geven een constant irritant en snerpend signaal. Shit! De tijd gaat zo snel bij diepe duiken. Zouden wij nu niet opstijgen, dan komen wij straks lucht tekort voor onze decompressie. De levensbedreigende caissonziekte is dan het vrijwel onvermijdelijke gevolg.

Geleidelijk, de oplopende bodem volgend, zweven wij omhoog. De verschijnselen van stikstofnarcose verdwijnen. In de verte doemt de donkere wand van het rif op. Het water wordt warmer en er dringt meer zonlicht door. In de rotswand bevindt zich een grotje. Het wemelt er van de gamba's. Behoedzaam, zo weinig mogelijk opdwarrelend stof veroorzakend, vinnen we naar binnen. Duizenden garnalen krioelen opgewonden ondersteboven aan het plafond. Ik schiet spectaculaire macroplaatjes. Nieuwsgierig en nerveus dansen de voelsprieten op nog geen tien centimeter van de lens.

We laten de grot achter ons en volgen het ruige rif verder omhoog. José rammelt opnieuw driftig. Een gigantische pijlstaartrog duikt vlak boven ons als een roofvogel van de rifrand. Grote solitaire rifbaarzen, van rood tot grijszwart, fel roodgeel gekleurde papegaaivissen, murenen – half schuilend in holen met hun glasachtige tanden in vervaarlijk dreigende open bekken – flitsende scholen sardientjes en barracuda's, sierlijke paartjes trompetvissen en ontelbare voor ons onbekende vissen bewonderen wij op weg naar boven. We verlaten het rif, volgen de oplopende zandbodem richting Playa Chica en vinnen richting onze eerste decompressiestop.

Na twee relatief lange stops is eindelijk de verplichte wachttijd om. Mijn computer geeft aan dat ik de vijftig bar ben gepasseerd. Ik adem reservelucht. We vinnen het laatste stukje over de bodem naar het strand. Met de duimen omhoog geven wij elkaar het einde van de duik aan.

De stilte van onder water maakt plaats voor de vrolijke geluiden van het strand. Ik trek de duikbril over mijn hoofd, plaats hem in mijn nek en spuug het mondstuk uit. Met grote teugen zuig ik mijn longen vol met de heerlijke verse lucht. José trekt de kap van haar hoofd en geeft haar blonde haren de vrijheid. Een duikuitrusting is niet bepaald flatterend; het maakt je zo anoniem.

'Wow, dat was een gave duik! Zijn de foto's mooi, denk je?' vraagt José.

'Ja, geweldig! Zag je die rog? Ik schrok me rot. Volgens mij heb ik geweldige plaatjes. Kom op, we gaan ons omkleden. Dat was ie dan, José.'

'Ja,' antwoordt ze kort. Ze knikt bedrukt. De stilte is veelzeggend.

Onze laatste duik zit erop. Met enige weemoed vraag ik mij af hoe het volgend jaar zal zijn: ben ik dan te ziek? Kunnen we dan nog op vakantie? Zwaar klote, maar het is niet anders.

Duiken is het leven indringend genieten. Gewichtloos zweven in een driedimensionale omgeving, nieuwsgierig bekeken door soms schuwe, soms brutale, maar altijd fascinerende dieren. Volledig op elkaar aangewezen zijn in een wereld waar wij eigenlijk niet thuishoren, maar waar wel onze oeroorsprong ligt. Genieten van een geweldige natuur. Waar anders dan in die diepe stilte en blauwheid, oneindigheid en volstrekte volmaaktheid van het onderzeese kun je het leven zo levensecht beleven? Bij iedere duik keer ik terug naar het begin, naar wie ik in essentie ben.

Het zit erop! Gewichtloosheid gaat over in het loodzware gewicht van de uitrusting. Alsof je op de knieën wordt gedwongen in het rulle zand. Is het een metafoor voor de last die ons het komende jaar te wachten staat? Een nat spoor achterlatend, banen we ons een weg naar het duikcentrum. Een spoor dat teruggaat in de tijd en verdwijnt in die prachtige zee waar we zo van houden.

Het ritueel van spoelen, napraten en omkleden volgt. Scherp bewust van het moment, moe, voldaan en nagenietend, trek ik de rits van mijn duiktas dicht en sluit symbolisch een fase af. Ook voor dit leven gaan wij de komende strijd aan. Dit laten José en ik ons niet ontnemen. Wat denkt die kutziekte wel?

Lanzarote, 14 juli 2003. Emotioneel nemen we op het vliegveld afscheid van onze 'Lanzaroti' vrienden. Vriendschap beleef je zoveel bewuster als je elkaar niet dagelijks kunt zien. Ook zij weten wat ons te wachten staat. De intensiteit van een omhelzing zegt dan meer dan duizend woorden.

Ons vliegtuig maakt een steile bocht. Schapenwolken werpen dreigende schaduwen over de kenmerkende vaalbruine kraters onder ons. Een laatste weemoedige blik op het vulkaaneiland en dan wordt het zicht ons ontnomen. De donzige mist van de cumulocirrus slokt ons op. Hopelijk tot ziens, Lanzarote!

Vol kostbare herinneringen kruip ik tegen José aan. We vallen in een diepe slaap.

Twee jaar voor deze vakantie kreeg ik de gevreesde mededeling van mijn arts: 'André, alle symptomen en tekenen wijzen op een terugkeer van je ziekte.'

Tijdens de zomervakantie was mijn conditie nog net aanvaardbaar. We haalden eruit wat erin zat.

Rechtsomkeert!

We zijn geschapen voor volharding. Zo vinden we uit wie we zijn.
T. Wolff

Doorn, 1981. 'Aantreden! In gevechtstenue!' De kapitein zet zijn woorden kracht bij door hard met zijn vuist op een stalen kast te bonken. 'Aantreden mietjes! D'r uit!'

Midden in de nacht ontwaak ik ruw uit een diepe slaap. Het felle tl-licht irriteert mateloos. Nog geen halfuur geleden kroop ik onder mijn dekens. De klootzak blijft doorrammen. Overal in de barak ontstaat leven. In een fractie van een seconde gaat bij mij de mentale knop om, van de slaapstand in de actiestand. Als een robot spring ik uit het stapelbed en hijs me vliegensvlug in mijn gereed hangende uitrusting. Mannen rennen als opgejaagd wild door het onderkomen. Over en weer checken we onze uitrustingen: bewapening, magazijnen, rugzakinhoud, gezichtscamouflage, alles passeert snel de revue. Ruim binnen de vier minuten staan we buiten. Gevechtsklaar. De klassenvertegenwoordiger plaatst ons in de houding.

Waar ben ik in godsnaam mee bezig? Mijn leven laten beheersen door zo'n ongelooflijke etter. Maar, ik wil zo graag die eindstreep halen. Na maandenlang getreiter is het eelt op de ziel al flink gegroeid. Ik ben adelborst – aspirant beroepsofficier – voor het Korps Mariniers en volg het praktische deel van mijn officiersopleiding in de Van Braam Houckgeest Kazerne te Doorn (POTOM). Een ruim negen maanden durende bikkelharde opleiding als onderdeel van de vierjarige academische studie aan het Koninklijk Instituut voor de Marine (KIM). De POTOM is de zwaarste elementaire militaire training binnen de Nederlandse krijgsmacht. Volgens ingewijden moet hierbij vergeleken de commando-opleiding een 'peulenschilletje' zijn. De groep wordt steeds kleiner. Constante fysieke en mentale druk eisen hun tol. Ondanks de zware voorselectie is het afvalpercentage buitengewoon hoog.

Vanmorgen vroeg startte ik met atletiek, zwemmen en klimtoren. Overdag volgde ik in het ijskoude klaslokaal achter de barak theorielessen in terreinnavigatie, wapenleer, amfibische tactieken en verbindingen. Vervolgens in speedmars twaalf kilometer naar de schietbaan voor schietoefeningen, met een drietonner terug naar de kazerne. Gelukkig even tijd voor een maaltijd. Eerder deze avond zwierf ik alleen door de bossen. Met kompaskoers en opgegeven afstand naar een volgend ontmoetingspunt. Dit herhaalde zich driemaal. Ik ging behoorlijk vermoeid naar bed.

Ik sta nu met mijn maten in het gelid voor de barak. De kapitein en zijn staf staan voor ons. De klassenvertegenwoordiger meldt ons formeel af en we wachten op de te verwachten tirade van onze kwelgeest. Priemende blik, strakke gezichtslijnen streng in de plooi, vierkante kaak en een atletisch lijf. De *Action Man* staat ons met zijn handen op zijn rug doodstil te observeren. Een spottende grijns op zijn 'plastic' gezicht. Stilte voor de storm.

'Zo, tijgers, dus jullie dachten lekker te kunnen snurken?' Tergend langzaam loopt hij langs ons gelid en inspecteert de uitrustingen. Vlak voor mij blijft hij staan. Ik voel zijn adem langs mijn gezicht strijken. Hij kijkt dwars door mijn donder. Ik kijk met mijn koudste blik terug. God wat haat ik die vent.

'Bek, waarom draag jij leren handschoenen?' buldert hij opeens irritant dicht bij mijn oren. Shit, mijn maten dragen wollen handschoenen. Hij geeft me geen kans te antwoorden. 'Eenheid van tenue! Allemaal de handschoenen uit!' Het is een koude nacht. 'Pijpers, klootviool, wáárom heb jij je veldfles maar voor de helft gevuld?' krijgt het volgende slachtoffer toegeschreeuwd. 'Allemaal een baksteen in de uitrusting!' We weten dat hij de aanwezigheid zal controleren aan het einde van God mag weten wat. De volgende in de rij, 'Knaaps, je ziet er niet fit uit! Even de conditie testen. Dertig keer optrekken!' Voor de barak staat een stalen rekstok. Knaaps redt het niet met zijn zware uitrusting. 'Vier weken lang extra avondtraining!'

Zo krijgt vrijwel iedereen een beurt. Het doet ons niets meer. Niemand is meer van plan zich klein te laten krijgen. We willen zo graag die eervolle eindstreep halen en zijn per slot van rekening niet voor niets met zo weinigen geselecteerd – na vier dagen testen – uit een groot aantal aanmeldingen. De kameraadschap en hardheid groeien met de dag, we voelen ons steeds meer verantwoordelijk voor elkaar. Zit er dan toch een diepere zin achter al dat afzien en getreiter?

Ingedeeld in tweetallen, krijgen we een koker met onze opdracht. 'Pas openmaken na het uitstijgen!'

We hijsen ons in de gereedstaande drietonner. Een staflid neemt ook plaats in de bak en sluit het dekzijl. Het legervoertuig geeft gas. We hebben geen idee waar de rit ons heen voert. Het is koud in de bak. Zonder enige gêne schuiven we dicht tegen elkaar aan en vallen in slaap. De groep heeft inmiddels geleerd van ieder gegeven moment rust gebruik te maken.

Na lang schudden in de tochtige achterbak wordt het monotone ritme verbroken. Even plotseling is de groep klaarwakker. Onze ademcondens legt een mistsluier tussen de dekzeilen. Een kil en onheilspellend sfeertje. Wat staat ons nu weer te wachten? Gelaten wacht ik af. Het achterzeil wordt losgemaakt. Twee maten krijgen de opdracht de wagen te verlaten. 'Zet'm op' hoor ik iemand zachtjes zeggen. Buiten is het stikdonker. Het zeil wordt gesloten en het voertuig start opnieuw. Het heeft weinig snelheid en we worden ruw heen en weer geslingerd. Na een kleine tien minuten stopt het opnieuw.

'Bek en Scholte! D'r uit!' Helemaal stijf geworden van de kou en het stilzitten, springen Scholte en ik van de achterklep.

We staan in een aardedonker bos. In de verte verdwijnen de

rode achterlichtjes van de drietonner. Alsof hij oplost in de donkere nacht. Nog even blijft de diesellucht hangen.

We openen de koker en lezen: *Rendez-vous bij het bankje. Verplaatsing lopend en ongezien, asap!* Verder bevat de koker slechts een gekopieerd kaartje van Papoea-Nieuw-Guinea. Echte marinehumor. We hebben geen idee waar we ons bevinden. Het bankje! Het bekende verzamelpunt in het bos voor de kazerne.

'Hé Scholte, weet jij hoe lang we gereden hebben?'

'Géén idee, ik lag te snurken. Kut man, ik denk dat we een teringeind moeten lopen.'

Scholte, de onder alle omstandigheden vrolijke Scholte. Als we er helemaal doorheen zitten, weet hij ons altijd weer op te beuren met een ranzig lied over een van zijn seksescapades.

'Bek, zullen we gaan liften?'

'Lul niet man, als we gesnapt worden, kunnen we opstappen. Durf jij dat risico te nemen?'

'Nee..., maar eigenlijk durf ik alles. Weet je wat ik afgelopen weekend met Frida heb gedaan?' Hij grijnst smerig, 'Ze heeft me...'

'Smoel houden Scholte! Laten we nu even serieus zijn, vuile geilneef. Straks mag je me alles vertellen.' Hij laat z'n tong uit z'n mond hangen en hijgt als een oververhitte hond. Ik kijk hem aan en schud gemaakt vaderlijk mijn hoofd. De onverbeterlijke Scholte. Eigenlijk mag ik hem heel graag.

Als zombies melden wij ons ongeveer tien uur later bij 'het bankje'. Zelfs Scholte zit nu behoorlijk stuk. De niet kapot te krijgen Scholte.

We krijgen de opdracht ons in te graven in het bos: 'Daar ingraven en snurken!' Het graven van een gecamoufleerde tweepersoonsschuttersput in half bevroren bosgrond is een verschrikkelijk karwei. Zeker met de afgelopen dag en nacht in de benen. Na de zware arbeid betrekken we ons steenkoude onderkomen en zakken in een bewusteloze slaap.

'Hufters! Put dichtgooien en tien meter verplaatsen, ik had toch dáár gezegd!'

Deze pesterij herhaalt zich totdat heel de groep verzameld is.

Na een forse omweg door het bos bereiken we uiteindelijk in speedmars de kazernepoort. We moeten eruitzien als het verslagen Duitse leger. Doorweekte, stomende, stinkende zombies. Met onze laatste krachten passeren wij, zo correct mogelijk, de streng groetende wachtcommandant. Ik geef me volledig over aan mijn pijn en uitputting. Eindelijk thuis! Een warme douche en snurken! Recupereren!

'Rechtsomkeert!' commandeert de kapitein. Ik hoor volwassen kerels, inmiddels mannen van staal en beton, janken. Zo diep waren we nog nooit gegaan.

Het lijkt wel of wij geen coördinatie meer hebben. We waggelen als dronken ganzen. Ik hoor de blaren soppen in de schoenen van mijn voorganger. Per ongeluk stap ik op zijn hiel. Het bloed komt door de naden van zijn laars. Hij is in staat mij te vermoorden. De mars zet zich eindeloos voort. Ik val steeds lopend in slaap en word gewekt door de daarop volgende misstappen in de berm. Sommigen, onder wie Scholte, geven zelfs lopend over. We duwen en trekken elkaar verder. Als team moeten we de eindstreep halen. Prestaties van het individu tellen hier niet. Totaal verlies van tijdsbesef, hallucinaties, complete apathie, ik maak het allemaal mee. Waar ben ik in godsnaam mee bezig?

Weer de kazernepoort en weer: 'Rechtsomkeert!' Zelfs de kapitein zweet nu. Zijn 'plastic' smoelwerk glimt, zijn ogen staan wild. De klootzak lijkt wel bezeten. Moet ik dit nog wel accepteren? Kom op André, laat je niet klein krijgen, geef hem niet zijn zin. Een zwak stemmetje diep uit mijn geest spreekt me moed in. Scholte valt vlak voor mij op zijn knieën en jammert: 'Ik kan niet meer.' Samen met een maat pak ik zijn *backpack* en trek hem omhoog. Iemand naast hem grijpt zijn arm en sleept hem verder.

Zo'n diepe haat heb ik nog nooit gevoeld. Ik vermoord hem! Ik schiet een kogel door z'n kop! De kapitein vertegenwoordigt voor mij het kwaad in hoogst eigen persoon.

'Bek! Hoeveel is één gedeeld door een tiende?' Met deze eenvoudige berekening test de kapitein mijn helderheid. Ik weet het echt niet. Hij grijnst spottend.

Gevechtsbaan, speedmars, hindernisbaan, speedmars, touwbaan, het gaat schijnbaar eindeloos door. Als vilein hoogtepunt dalen we af in een diepe zandafgraving en krijgen de opdracht naar boven te klimmen. Iedere vier stappen omhoog glijd ik drie stappen terug in de Hades. De duivel zit op mijn hielen. Als een wild dier klauw ik met mijn gevoelloze handen in het rulle zand. De steile helling lijkt oneindig. Een speedmars volgt. Ik zet door, hardnekkig, als een automaat zonder emotie of hoop. Ik ben niet meer van deze wereld. Mijn lichaam en ziel zijn gescheiden.

Langzaam dringt het besef tot mij door. We zijn gestopt. Ik sta voor de barak. Het is voorbij! Eigenlijk weet ik niet eens hoe we hier gekomen zijn. Alles doet verschrikkelijk pijn. Mijn lijf schreeuwt om genade. Mijn bewustzijn reageert half comateus. Alles wat ik nu doe is puur instinctief.

De staf controleert of de bakstenen nog in de uitrustingen aanwezig zijn. Een van mijn maten heeft hem weggegooid. Hem wacht oneervol ontslag. 'Aan onbetrouwbare mensen hebben we hier niets! Onbetrouwbaar in het klein is onbetrouwbaar in het groot! Hoe kan ik aan jou mijn leven toevertrouwen?' De kapitein heeft wit schuim in zijn mondhoeken. Het slachtoffer kijkt apathisch voor zich uit. Hij lijkt rijp voor de psychiater. De kapitein buldert ons nog even toe. De woorden dringen nauwelijks door, behalve één zin: 'Tijgers van Nederland, als jullie denken dat je echt niet meer kan, kan je nog eens zoveel!'

Scholte heeft die week niet meer voor ons gezongen. Er volgden nog vele zware tijden bij het Korps Mariniers. Soms zwaarder, soms gevaarlijk, soms beide. Ik maakte als militair kennis met de bizarre wereld van het geweld. Zaken die je niet kunt uitleggen, omdat een burger ze zich niet eens kan voorstellen. Doorzetten en overleven werden zuivere reflexen. De waanzin van POTOM maakte mij voor het eerst bewust van onvermoede krachten binnen mijzelf. Voor mij ging de regel gelden: 'Eens marinier, altijd marinier!'

Gekende diepten

Wat een rups het eind van zijn leven noemt,
noemt de wijze een vlinder.
Chinees spreekwoord

Het leven ná een transplantatie lijkt op een klim uit een zandafgraving. Je kruipt uit een diep dal omhoog. Iedere stap kost moeite en regelmatig ondervind je tegenslag.

Er is angst voor afstoting. Ieder pijntje verlamt je. Je zelfvertrouwen moet weer volledig opgebouwd worden, evenals je sociale en maatschappelijke leven.

De omgeving reageert soms vreemd, soms harteloos en niet iedereen blijkt het vermogen te bezitten jou 'normaal' te benaderen en te behandelen. Sommige mensen durven je zelfs niet meer aan te spreken en draaien na een vluchtige blik of groet hun hoofd om. Alsof jij dat niet in de gaten hebt. Waarom vergt blijven staan toch meer moed dan doorlopen? Ik heb me dat zo vaak afgevraagd. Zijn ze misschien bang voor hun eigen emoties? Voor sommigen besta je gewoon niet meer. Uit het oog uit het hart. Als je niet kijkt, gaat het misschien weg. Toch? Zo gaat alle lijden aan mij voorbij, denken ze. Intuïtief weten ze volgens mij heus wel dat ze niet in staat zijn zichzelf altijd tegen de pijn van het leven te wapenen, maar vooralsnog koesteren ze zich in de schijnwereld van onwetendheid. Ze moffelen jouw gebleken kwetsbaarheid weg, zien het als een bedreiging van hun eigen oppervlakkige instantgeluk. Weg met de kwetsbaren! Het verbaast je, je voelt je in de steek gelaten, je lijdt eronder. In woede heb ik iemand wel eens nageschreeuwd: 'Hé klootzak, ik ben niet melaats!'

Er is tegenslag bij het afsluiten van verzekeringen en leningen. Bij lichamelijke keuringen moet je telkens 'met de billen bloot', bij sollicitaties is je ziekteverleden een blok aan je been. Wat vertel je wel en wat vertel je niet?

Je moet weer wennen aan de overmaat aan energie die je hebt, weer leren deze efficiënt te gebruiken en opnieuw – met ups en downs – ontdekken hoever je lichamelijk kunt gaan. Alleen met veel doorzettingsvermogen kun je je vroegere conditie volledig herwinnen.

Kortom: een nieuw leven wordt met vallen en opstaan opgebouwd. Veel ex-patiënten blijven in deze fase hangen. In feite klampen ze zich vast aan afhankelijkheid. Ze slagen er niet meer in deze vicieuze cirkel te doorbreken. De slachtofferrol is wat mij betreft een keuze voor de makkelijke weg. Sommigen zijn daar tevreden mee. Het ultieme doel van een transplantatie is in mijn opvatting nu juist een 'normaal' onafhankelijk leven leiden. Dit gaat niet vanzelf. Het proces kost oneindig veel kracht.

'Kan ik dan nog parachutespringen?' was destijds mijn vraag aan de arts. Zij dacht van niet. Nou, uiteindelijk sprong ik parachute!

Het was mij, met behulp van dierbaren, altijd weer gelukt een prachtig nieuw leven op te bouwen. Ik was bereid iedere keer een grote stap terug te doen en de ladder opnieuw te beklimmen. Ik was bereid nog dieper te gaan dan bij het Korps Mariniers.

Het grootste deel van de eer behoorde echter toe aan mijn broer René, vader, moeder en José. Zonder de altruïstische heldendaden van mijn ouders en René had ik niet keer op keer zo'n fantastisch leven kunnen leiden. Hun liefde, moed en opofferingsgezindheid waren bepalend voor mijn wil om verder te gaan.

José maakte alle transplantaties mee en stond mij bij als een leeuwin die vecht voor haar welpen. José leerde mij wat ik moest leren. Zij schonk mij een dieper inzicht in mijzelf, liet mij ontdekken wie ik werkelijk was. Zij gaf zin aan mijn zware strijd. José, met haar onder vrijwel alle omstandigheden kalme en heldere geest. Ik was sterk en een getrainde doorzetter, maar deze strijd vroeg telkens weer om meer dan louter macho-eigenschappen. Geloof in de kracht van onze onvoorwaardelijke liefde voor elkaar bleek essentieel. Samen ontwikkelden wij ons tot een schier onoverwinnelijke twee-eenheid. Wij bundelden onze krachten. Telkens weer.

Na de duikvakantie van 2003, volgden de ontwikkelingen elkaar snel op. Aanvankelijk was er sprake van enige stabiliteit in de voortgang van de ziekte. De eerste beperkingen en stoornissen werden echter sluipend merkbaar: het vasthouden van vocht rond de enkels, verminderd uithoudingsvermogen, vermoeidheid en verhoogde bloeddruk. De bekende verschijnselen van een dreigend nierfalen. Mijn werkzaamheden paste ik in overleg met mijn begripvolle baas zo veel mogelijk aan.

Ik werkte paradoxaal als sportinstructeur in een sport- en gezondheidscentrum en bevond mij daarnaast in de allerlaatste fase van de studie fysiotherapie. Gelukkig kon ik déze studie tenminste afmaken. Eerder was de ziekte een kink in de kabel tijdens mijn studie tandheelkunde. Het eerste deel van het doctoraaldiploma had ik op zak toen de ziekte zich voor de eerste maal openbaarde met verschrikkelijke hoofdpijnen, gevolgd door misselijkheid. Een jaar lang liep ik de medische instanties af. Eerst diverse malen naar de huisarts, vervolgens naar diverse specialisten.

'U heeft migraine, dat heb ik ook, u moet er maar mee leren leven,' aldus een neuroloog.

'Waarschijnlijk ligt het aan uw werkhouding als student tandheelkunde,' aldus een andere specialist.

'Uw nieren werken waarschijnlijk niet goed, die moeten we nader gaan onderzoeken. Waarom bent u niet eerder gekomen?'

vroeg de internist die ik na een jaar shoppen in het medische circuit – op eigen initiatief – consulteerde.

De medische molen kwam op gang. De laatste fase van de studie heb ik nooit meer kunnen afronden. Na de eerste transplantatie ben ik gestopt met tandheelkunde. Ik zag op dat moment het beroep van tandarts niet meer zitten. Ik heb het geprobeerd, maar werd bang voor het besmettingsrisico. Mijn weerstand werd immers kunstmatig verlaagd om afstoting te voorkomen. De werkelijke implicaties daarvan kon ik toen nog niet overzien.

Na het beëindigen van mijn studie tandheelkunde vond ik emplooi als automatiseringsdeskundige bij het ministerie van Defensie. Via een omscholingscursus voor werkloze academici kreeg ik deze interessante baan aangeboden. Jaren werkte ik met veel plezier voor dit ministerie en ik werd specialist op een van de IBM-computersystemen. In die periode onderging ik de tweede niertransplantatie, werd daarna goed opgevangen door mijn collega's en werkte nog een aantal jaren met plezier voor Defensie. Helaas openbaarde de ziekte zich voor de derde keer. Precies in een tijd van grote reorganisaties bij Defensie. De wet van Murphy liet zich gelden. 'Mijn' computersysteem ging eruit, ik werd overbodig en werd gedwongen tot omscholing.

Na mijn derde transplantatie revalideerde ik op eigen initiatief in een sportcentrum. Doordat ik in aanraking kwam met de diverse facetten van trainingstherapie en fitness, ontdekte ik nieuwe mogelijkheden. Sport, dát werd mijn toekomst. Ik uitte mijn wensen bij Defensie en zij gaven, na enige discussie, hun volledige medewerking. Mijn herscholing werd betaald en ik kreeg herplaatsing in een sportcentrum aangeboden. Na diverse trainers- en managementopleidingen werd ik uiteindelijk stafmedewerker, een contradictoire baan. Vanwege mijn ziektehistorie lag deze fysiek zware richting immers niet voor de hand. Ik trainde op een gegeven moment zelfs topsporters, waaronder Nederlandse deelnemers aan de Olympische Spelen. Via de medische fitness werd mijn interesse gewekt voor de fysiotherapie. Altijd de grenzen verleggend en zoekend naar meer kennis, besloot ik naast mijn werk deze pittige studie te gaan volgen. De ziekte openbaarde zich in deze zware tijd voor de vierde keer. Het werk als sportinstructeur werd te intensief en ik nam met verdriet afscheid van mijn werk en klanten.

Gelukkig kon ik na het behalen van mijn diploma snel aan de slag als fysiotherapeut. Dit vak was fysiek minder zwaar dan het instructeurswerk. Ondanks het feit dat men volledig op de hoogte was van de dreigende ziekte, werd ik aangenomen in een deeltijdfunctie.

Een griep betekende uiteindelijk het omslagpunt. De ziekte vorderde als gevolg daarvan progressiever. Het werd een steeds zwaardere opgave om mijn werkzaamheden vol te houden. Ik liep op mijn tandvlees.

En toen was er uiteindelijk vrijwel niets meer. Alleen een diepe dreigende afgrond, gevuld met een snijdende wind. Ik viel steeds meer terug naar de inmiddels bekende diepten, in de duisternis, vleugellam. Wat zou komen, herinnerde ik mij maar al te goed.

Wat zou jij voor mij doen?

Een reis van duizend mijl begint met de eerste stap.
M.K. Gandhi

Ik had een nier ontvangen van mijn broer, vader en moeder. Nu manifesteerde de ziekte zich voor de vierde maal.

José had stilzwijgend haar besluit genomen. Al heel lang voor die tijd, vernam ik later.

'Ik ga vandaag mee naar het ziekenhuis,' zei ze vastberaden.

Toen mijn slechte vooruitzichten ter sprake kwamen, vroeg ze resoluut de aandacht van de arts: 'Ik wil laten onderzoeken of ik een nier kan afstaan aan André.'

'Dat is geweldig!' zei de arts.

Ik was compleet sprakeloos.

'Ik heb hier grondig over nagedacht, ik weet wat ik zeg, want we zijn al tweeëntwintig jaar bij elkaar, ik heb alles meegemaakt.' Er was geen speld tussen te krijgen en José vervolgde resoluut: 'En als de match niet mogelijk blijkt, wil ik in onderzoek voor een cross-overtransplantatie.'

Een cross-overtransplantatie is een soort van ruiltransplantatie. Een stel in vergelijkbare omstandigheden ruilt dan van donor. Uiteraard moet de match dan over en weer wel mogelijk zijn. Dit vergroot de mogelijkheden van een transplantatie bij leven aanzienlijk.

Ik was compleet uit het veld geslagen. Dit wilde ik niet!

'Sorry dokter, ik ben helemaal overdonderd. Hier gaan wij

eerst thuis over praten.' Verwarrende gedachten vertroebelden mijn geest. Hoe moet een mens daarop reageren? De vrouw waar jouw hele leven om draait, in de vuurlinie. De vrouw die jij zo graag wilt beschermen en behoeden voor onheil, 'tot de dood ons scheidt'. Wil ik dit wel? Is drie keer niet genoeg?

Ik was woedend op mijzelf, op José, op de hele wereld. Ik was een figurant in mijn eigen bestaan geworden, in een klotefilm over onze verstoorde droom.

'Wat zou jij voor mij doen?' Ja, daar had ze een punt. En ze vervolgde: 'Als jij ziek bent, dan lijden wij samen. Als ik daar iets aan kan doen, dan is dat toch fantastisch? Het gaat om óns leven! Niet om "jij" of "mij", máár om "wij"! Door jou te helpen, help ik mijzelf, help ik ons samen,' en als klap op de vuurpijl, streng: 'Als je weigert, ben je een egoïst!'

Ze raakte me diep en verdovend. Dieper dan mijn woede. Die schat van mij.

Uiteindelijk wist José mij te overtuigen. Ik stond met mijn rug tegen de muur. Afwijzen zou oneindig meer leed veroorzaken. De onderzoeken werden gestart.

Altijd waren wij, José en ik, zeer terughoudend geweest met het naar de buitenwereld ventileren van mijn ziektehistorie. Ik was in de veronderstelling dat geslotenheid een beter perspectief bood op een 'normaal' leven dan openheid. Patiënten worden nu eenmaal snel gestigmatiseerd. Ik was te trots voor dit stempel.

Het moment was echter aangebroken om onze vrienden, goede kennissen en familie op de hoogte te stellen. Ik besloot in overleg met José een eenmalige nieuwsbrief samen te stellen. Dit bood het voordeel van eenmalige congruente berichtgeving. Geen eindeloze en vermoeiende herhalingen van het nieuws aan de telefoon. Het zou een schok geven, maar het was nu eenmaal onze werkelijkheid.

De nieuwsbrief, 17 februari 2004.
Ik val direct met de deur in huis. Helaas lieve mensen, ik heb slecht nieuws. Mijn nierziekte is in alle ernst teruggekeerd! Voor de vierde keer.

Half januari 2002 werd het ons opnieuw duidelijk. We leven een leven waarin niets zeker is en betekenissen steeds weer verschuiven. José en ik zijn daar niet in het minst een afspiegeling van. We hebben het deze keer lang voor onszelf gehouden. Vergeef ons, het schonk de nodige luwte, maar nu is langer verbergen onmogelijk. Ik ben gewoon te ziek.

Het waren acht fantastische jaren waarin – zoals jullie hebben gemerkt – niets onmogelijk leek. Nu openbaart zich bij mij – voor de vierde keer binnen twintig jaar – de ziekte van Berger, of met een moeilijk woord: IgA-nefropathie. Een ware sluipmoordenaar. De ziekte is onomkeerbaar en ongeneeslijk. Plat gezegd: het is transplanteren, dialyseren of creperen. Gladiolen, brandnetels of de dood.

Rond afgelopen kerst kwam het proces van geleidelijke achteruitgang in een stroomversnelling. Een zware griepinfectie was daarvan de oorzaak. Maar om nu een heel lang verhaal kort te maken..., en nu val ik pas écht met de deur bij jullie in huis:

José heeft zich beschikbaar gesteld als mogelijke donor!

Ik kan me voorstellen dat jullie nu even moeten slikken.

Geloof me, bij mij sloeg het natuurlijk ook in als een bom. Ik heb zeer veel moeite gehad om haar – niet in woorden te vatten – aanbod te accepteren. Uiteindelijk heeft ze me weten te overtuigen.

Kunnen wij nu direct samen het altaar van de chirurg beklimmen? Nee, wij moeten eerst een hele batterij van onderzoeken doorlopen. Aan het einde van die rit zal blijken of enerzijds ons beider gezondheid het toelaat – bijna paradoxaal moet ik in bepaalde opzichten ook gezond genoeg zijn – en anderzijds of wij 'echt' een goede match vormen.

De eerste onderzoeken hebben we ondertussen achter de

rug. Godzijdank blijken onze bloedgroepen goed te mengen. We 'klonteren' niet. Daarna volgde de typering van ons bloed bij *Eurotransplant*. Op basis van typeringen kan een transplantatiedeskundige een eerste uitspraak doen over de mogelijkheid van een transplantatie.

Vanmorgen hadden wij daarom een afspraak met het hoofd van de afdeling niertransplantatie van het Erasmus Medisch Centrum (Erasmus MC) te Rotterdam. Een man die voldoet aan het bijna stereotype beeld van een professor: erudiete uitstraling, enigszins verstrooid voorkomen, scherpe blik in bebaard gezicht, rond brilletje en lange witte doktersjas. Zijn geleerdheid stijgt op een bepaalde manier boven zijn lengte uit. Dit doet hem groter lijken dan hij in werkelijkheid is. Het eerste wat de professor enigszins cynisch opmerkte was: 'Zo André, ben je daar weer?' Zijn kenmerkende manier van communiceren. Sommige patiënten hebben daarmee moeite, ik mag dat wel. Ik ken de specialist al sinds mijn eerste transplantatie in 1985.

Hij beantwoordde onze vragen en stelde ons enigszins gerust. Stellige en soms boute uitspraken van andere artsen hadden onze hoop op een goede afloop steeds meer aan het wankelen gebracht. Het kwam erop neer dat die artsen de kans op een goede match nihil achtten. Na lang rekenen met onbegrijpelijke reeksen van genetische gegevens kwam de professor tot de volgende hoopgevende conclusie: 'Tja, transplantatie is in theorie mogelijk'.

Onze knieën knikten nog lang na.

Het blijkt dat hoe meer transplantaties – en bijvoorbeeld bloedtransfusies – iemand heeft ondergaan, hoe meer antistoffen zijn immuunsysteem heeft opgebouwd. Daarmee wordt de kans op een goede match tussen donor en ontvanger steeds kleiner.

De volgende en misschien wel belangrijkste stap is de kruisproef. Hierbij wordt onder laboratoriumomstandigheden bloed van José en mij gemengd. Er mag dan geen afstotingsreactie optreden. Deze kritieke proef is gelijk in gang gezet. Volgende week ontvangen we de uitslag. Nu dus maar duimen. Help ons hopen!

Ondertussen vindt bij mij het pretransplantatieonderzoek plaats. Een ECG, een onderzoek door de cardioloog, een echo van de buikholte, een echo van het hart, een stressecho van het hart, een röntgenfoto van thorax en kaak, een virusonderzoek en gesprekken met de chirurg en anesthesist.

Kunnen jullie het nog volgen? Ik ben er nog niet!

Tegelijkertijd onderga ik de predialyseonderzoeken. Dit houdt in dat ik een weloverwogen keuze moet maken voor mijn niervervangende therapie. Als mijn bloed te veel vervuilt vóór de transplantatie, zal ik op een of andere manier moeten gaan dialyseren. Dat moment ligt overigens, door de slechte bloedwaarden, heel dichtbij. De keuze van het soort dialyse is en blijft erg moeilijk. Het is een keuze uit de minst kwade. Ik ga dat niet verder uitleggen, want dan zien jullie door de (medische) bomen echt het bos niet meer.

José en ik blijven, ondanks de voortdurende spanning en onzekerheid, zo veel mogelijk optimistisch. Wij kennen het klappen van de zweep en weten hoe essentieel een positieve grondhouding is. Het is een zwaar leven met een nierkwaal, voor ons allebei, maar er is gelukkig nog steeds een sprankje hoop.

Waar komt toch die levensdrift vandaan? Het is niet alleen een marinierskarakter of een programma van de genen. Veel meer dan dat, is het de drang om samen de weg voort te zetten en samen één te zijn en te blijven. Driemaal eerder maakten we het mee. Alle keren gingen geweldig moedige mensen voor ons geluk door het vuur. Nu doen we het samen. Er zijn veel beren op de weg, maar we hebben besloten die weg vastberaden te volgen. Wij gaan voor de gladiolen!

'En toch wil ik wat je volop bezit
Meer dan de grenzeloze zee heb ik

Te geven, dieper is mijn liefde: hoe meer
Ik geef aan je, hoe meer ik zelf bezit
Het één is zo oneindig als het ander'
W. Shakespeare. Nederlandse vertaling G. Komrij

Mijn reddende engel

Het lot laat zich geen gehoorzaamheid afdwingen.
H. Lampo

Lanzarote, juli 1997. Verborgen in een doolhof van onderzeese kloven, rotsen en rifwanden, verschijnt het donkere 'oog'. Mysterieus en onheilspellend staart zijn lege blik mij aan. Ik voel mij overmeesterd door een onverklaarbaar verlangen. Het is alsof de grot mij aanzuigt. Behoedzaam en goed uitgetrimd, zweef ik naar binnen. José volgt.

Grotduiken fascineert ons, windt ons op. Dáár komen waar vrijwel niemand komt. Nauwelijks ontdekte werelden verkennen. Nieuwsgierigheid vanuit een oerinstinct.

Het donker omsluit ons. Ik klik mijn hoofdlamp aan en José zet haar schijnwerper op vol vermogen. De lichtbundels van onze lampen zorgen voor steeds wisselende invalshoeken op de lavawanden. Zwart wordt omgetoverd tot de meest prachtige kleuren, van karmijnrood tot okergeel, van reflecterend groenblauw tot doorzichtig beige. Een verborgen landschap van kleur en stilte. Alsof hier sinds de schepping niets is verstoord. Mijn hart klopt sneller. Een verbijsterend stilleven waar ik helemaal lyrisch van word.

We volgen de steeds nauwer wordende gang. Het 'veilige' blauw ligt nu ver achter ons.

De grot stijgt in een flauwe bocht naar rechts en lijkt ineens te eindigen. Hier resteert slechts een schijnbaar te kleine opening. Aan de andere zijde schemert een diffuus blauw licht. We onderzoeken de doorgang. Het moet mogelijk zijn. We hebben de hindernis eerder gepasseerd.

Ik kijk José aan. Ze knikt resoluut. Zonder verdere uitleg weet ik wat ze bedoelt: 'Jij eerst!' Voorzichtig leg ik mijn camera aan de andere zijde van de krappe doorgang. Langzaam draai ik op mijn rug en wring me door het nauwe gat. Ondersteboven biedt een kleine uitsparing doorgang aan de forse luchtfles. Het is passen en meten. Handje voor handje trek ik mijzelf via het plafond voort. Ik voel mijn fles schuren tegen de steenharde lava. Voorzichtig probeer ik andere hoeken, heen en weer, centimeter voor centimeter. Ineens zit ik muurvast en kan geen kant meer op. Via het plafond terugduwen, de longen volledig leeggeblazen, langzaam de romp schudden, mezelf uitstrekken, combinaties, niets helpt. Shit!

Mijn bovenlichaam in de wereld van het diffuse licht, mijn benen als de tentakels van een anemoon in de donkere wereld van José, een bizarre scène. Communicatie is onmogelijk. Even raak ik mijn oriëntatie voor onder en boven kwijt. Ik zie de wereld op zijn kop.

De adrenaline pompt door mijn lijf. Kut! Moervast! Stomme eikel! Ik voel me gruwelijk nietig en sterfelijk. Is dit de grens? Eindigt mijn leven hier?

Gek genoeg ben ik niet bang. Het voelt vertrouwd: ik ben overgeleverd aan de omstandigheden en compleet afhankelijk van anderen. Paniek zou voor de hand liggen, maar ik vind tot mijn eigen verbazing rust. Geconditioneerd door mijn verleden, geef ik me in alle vertrouwen over aan de vindingrijkheid van José.

Ze trekt me via mijn benen schuin, draait mij enkele graden en ik voel haar tikken tegen de stalen fles. Een kleine beweging volgt. Langzaam word ik heen en weer bewogen. Met mijn handen aan het plafond probeer ik de beweging over te nemen. Naar beide kanten stokt de vrijheid. Mijn fles bonkt tegen het harde lavasteen. Het lukt haar niet. De terugweg is lang, de bewoonde wereld ver weg, als ze hulp gaat halen heb ik waarschijnlijk niet voldoende lucht. José trekt, duwt en draait onophoudelijk aan mijn lijf. Totaal onverwacht schiet ik los uit mijn beklemming. José geeft me een flinke zet en ongecontroleerd duikel ik door het gat.

Aan de andere zijde schijnt José op haar eigen gezicht. Ik ontdek een glimlach in haar ogen. Een krachtige bellenstoot geeft aan dat ze daadwerkelijk lacht. Vanachter haar ademautomaat zie ik haar mondhoeken opkrullen. Enthousiast antwoord ik met een dubbel oké-teken.

José draait zich op haar rug en zweeft schijnbaar moeiteloos door de opening.

We vervolgen onze weg.

De gang maakt een scherpe bocht naar links en we komen in een grotere ruimte. Via gaten in het dak stralen prachtige felblauwe banden van licht naar binnen. Met mijn camera in de aanslag en richtend door de zoeker, leg ik dit prachtige leven vast. Dichter bij hét moment kan ik niet komen. Ik schiet een rolletje vol van José in dit mystieke onderzeese lichttheater. Mijn reddende engel in de hemelse schijnwerpers, voor altijd vastgelegd.

Ook in februari 2004 zocht ik samen met José naar een uitweg. Wij waren opnieuw compleet afhankelijk van de grillen van het lot.

Die fase van nierlijden en het pretransplantatieonderzoek kenmerkte zich door een grote mate van knagende onzekerheid. Hoe lang houdt mijn donornier het nog uit? Hoe lang kan de dialyse nog uitgesteld worden? Hoe lang kan ik nog blijven werken? De 'hoe lang?' vragen overheersten. Maar ook: ben ik nog transplantabel na drie keer? Wat is het resultaat van de kruisproef? Al is het hier en heden nog zo belangrijk, deze vragen over de nabije toekomst geselden mijn geest voortdurend.

Gemotiveerd door de massale reactie op de eerste nieuwsbrief, besloot ik toch nog een tweede uit te zenden.

Nieuwsbrief 2, 25 februari 2004.
Jullie reacties op de nieuwsbrief waren hartverwarmend. Zo genereert een kwetsbare opstelling heel veel kracht. Het heeft ons gesterkt.

Op veler verzoek volgt hier een recapitulatie van afgelopen week:

Het was een bijzonder spannende week vol slapeloze nachten. Wij leefden in totale onderworpenheid toe naar die allesbepalende uitslag van de kruisproef.

Voorafgaand aan dit 'vonnis' onderging ik een echo- én een stressonderzoek van mijn hart. Het eerste onderzoek stelde qua belasting niets voor. Na het tweede onderzoek was ik gesloopt. Alsof ik als marinier met volle bepakking een twaalf kilometer lange speedmars had afgelegd. Gelukkig reageerde mijn hart goed op de kunstmatige en zware inspanning. In hart en nieren een doorzetter...? Nou, aan mijn hart zal het niet liggen!

Dit laatste onderzoek was gisteren. Na een onrustige nacht togen wij vanmorgen met lood in de schoenen naar de professor. Een stille rit, samen diep in gedachten verzonken.

De professor kriebelde wat aan zijn baard en keek ons diep observerend aan.

'Schiet op man!' dacht ik. Daar zaten we dan; volkomen onderdanig aan het lot, het zwaard van Damocles aan een rafelend draadje boven ons. Mijn hart sloeg een slag over. En nog één.

Hij zei eindelijk heel droog: 'De uitslag van de kruisproef is goed, dus... de trein kan gaan rijden.'

Alsof het de normaalste zaak van de wereld was. Dít was het allesbepalende moment! Hiermee werd duidelijk dat ik een nier van José zou kunnen ontvangen. Voor hem routine, voor ons het absolute keerpunt in onze misère. Hoorden wij het goed? Het besef wilde eerst nog niet helemaal doordringen. We keken elkaar aan. Moesten we lachen of huilen? Goed? Goed!

'Dus het kan?' vroeg José bijna smekend.

'Ja,' antwoordde hij opnieuw droog, schijnbaar onverschillig bladerend in de dossiers. In zijn baard tekende zich een bijna verborgen glimlach.

Hoop, een lichtpunt, verse levensdrift, een veelbetekenende blik over en weer. Ervaren duikbuddy's begrijpen elkaar met die ene blik. Gebeld naar het thuisfront. Gejuich en emoties. Feest, hossen in een mijnenveld.

Het pretransplantatieprotocol voor de donor werd direct in werking gezet: ECG, thoraxfoto, grondige anamnese met een transplantatiecoördinator, uitgebreide bloed- en urineonderzoeken en een continu-bloeddrukcontrole. De mallemolen van de medische wereld slokte José op. Nooit eerder lag zij in een ziekenhuis, nooit leed zij aan een kwaal ernstiger dan de ziekte van Pfeiffer. Resoluut en zonder enige zichtbare vorm van angst of nervositeit liet zij zich gewillig van onderzoek naar onderzoek sturen. Haar zelfverkozen kwetsbaarheid straalde – speciaal op dat moment – een ontroerende schoonheid uit. Trots, bang en met een wild fladderende vlinder in mijn hart volgde ik haar.

We waren op de treeplank gesprongen. De trein reed en wij hadden een kaartje. Bij iedere wissel hing ons noodlot af van de onbekende machinist. Doodspoor of volgende bestemming. Zouden wij ons rangeerterrein ooit bereiken?

Volgens de eerste voorzichtige prognose moeten we nog zeven maanden geduld hebben. Zeven tropenmaanden tot het moment van transplantatie. Uiteraard op voorwaarde dat alle onderzoeken gunstig verlopen. Bovendien moet de chirurg nog besluiten of hij bij mij vooraf een 'oude' donornier gaat verwijderen om ruimte te scheppen voor de 'nieuwe' nier, of dat hij die ingreep verricht tijdens de transplantatie.

Geluk is een keuze zegt men. Vandaag hadden wij geen keuze. De natuur bepaalde ons lot in een steriel laboratoriumschaaltje. Hoop! Mogelijke genezing in het verschiet! William Blake verwoordt onze gevoelens als volgt: 'Hij die de vreugde kust als zij voorbijvliegt, leeft in de zonsopgang van de eeuwigheid.' Vandaag kusten wij de vreugde!

Gebundelde krachten

Anderen spiegelen wat er in ons innerlijk omgaat.
M. Patel

Waarom stelt men toch altijd de vraag naar het doel van het leven? Blijkbaar kunnen wij moeilijk leven zonder de zin ervan in te zien. Wat bedoelen wij met de zin of het doel? Is dit het zinvol beleven van onze eigen dagelijkse praktijk óf is dit een zinvolle bijdrage leveren aan de schepping en de gemeenschap? Eigenlijk omvat deze vraag dus alles wat we zijn. Is er überhaupt een doel van het leven, en zo ja, valt dit dan wel te achterhalen?

José en ik zoeken onze zingeving in het creëren van eenheid. Eenheid genereert kracht. Als je stokken bundelt, breken ze minder snel.

De eerste nieuwsbrieven leidden tot hartverwarmende reacties. Je vrienden vormen een afspiegeling van je leven. Zij zijn in verschillende levensfases een deel van 'de bundel' geworden. Zij tonen ons daarom wie we werkelijk zijn. Zij schenken ons kracht.

Mede vanuit dit motief besloot ik door te gaan met het schrijven van nieuwsbrieven.

Nieuwsbrief 3, 12 maart 2004.

Die eerste brief heeft veel losgemaakt. In feite heb ik jullie toen ongevraagd deelgenoot gemaakt van onze gevoelens en belevenissen. In menige huiskamer vormde dit de basis voor diepgaand gefilosofeer. *Wat zouden wij doen als we in de schoenen stonden van José en André?* Die impact heeft ons vereerd. Misschien naïef, maar ik dacht dat het bij die eerste nieuwsbrief zou blijven. Door jullie hartverwarmende reacties heeft mijn nieuwsschrijven nu een vorm gekregen waarvan ik niet had durven dromen. Tot mijn grote genoegen hebben jullie mij met nadruk verzocht te blijven schrijven. Ik ben dus opnieuw achter het toetsenbord gekropen. Zonder dat ik vanuit een therapeutisch motief schrijf, merk ik dat, nu ons verhaal gehoord wordt, mijn leed door het schrijven vermindert. Ik ben jullie dus dubbel dankbaar voor jullie interesse.

'Meneer Bek, u heeft kennelijk altijd geluk,' was de reactie van mijn dialysearts op de uitslag van de kruisproef. Twintig jaar nierpatiënt, druk bezig met de voorbereidingen van mijn vierde transplantatie, op het randje van dialyse..., en dan toch over geluk spreken? Het is maar vanuit welk perspectief je het benadert. Het frappante is: ik ervaar het zelf ook als geluk. Maar áltijd geluk? Stel je voor: altijd geluk! 't Zou geen geluk meer mogen heten.

Eerder deze week waren wij te gast in het regioziekenhuis. Een hoofdverpleegkundige van de dialyseafdeling had ons uitgenodigd voor een uitgebreide voorlichting. Ze zette de verschillende vormen van dialyse nog eens op een rijtje en ze verzocht ons vriendelijk zo snel mogelijk een keuze te maken. Vreemd hè, een keuze kunnen maken uit verschillende overlevingstrajecten. Een zeldzame luxe! De meest gangbare vormen vergen een redelijk ingrijpende voorbereidende operatie en lange 'rijpingstijd'. Vooralsnog lijkt bij mij de tijd daarvoor te kort. De transplantatie is al bijna in zicht. Ik neig daarom te kiezen voor een minder efficiënte maar veel eenvoudiger noodoplossing via een tijdelijke katheter.

Later nodigde de dialysearts mij uit voor een onverwacht consult. Hij vond mijn laatste bloedwaarden zorgwekkend.

Ik was er vast van overtuigd dat het moment van dialyse was aangebroken.

Voor alle duidelijkheid: ik bezoek dus zowel het regioziekenhuis als het universitaire Erasmus MC. Op het regioziekenhuis ben ik aangewezen voor wat betreft de dialyse. Het Erasmus MC bezoeken wij voor alles wat te maken heeft met de transplantatie.

Godzijdank werd de dialyse nog even uitgesteld. De arts uitte wel zijn bezorgdheid. Vanaf dat moment zou hij mijn bloed frequenter laten testen. De reden van het uitstel was níet het objectieve beeld dat de cijfers opriepen, máár het subjectieve feit dat ik mij om onverklaarbare redenen toch beter voelde dan op grond van diezelfde cijfers verwacht zou mogen worden. Cijfers liegen niet? Als je jezelf maar lang genoeg voor de gek houdt misschien wel…

Eergisteren had José haar vervolgafspraken in het Erasmus MC.

De professor recapituleerde alle onderzoeksresultaten. José's uitslagen waren prima. Op de longfoto was echter een donker vlekje ontdekt. Tja, hij zei: 'Echter.' De professor noemde het slechts een granuloompje. Slechts? Hij benadrukte dat zij zich daar niet ongerust over hoefde te maken (máár toch…, er nestelen zich onvermijdelijk gluiperige zieleroerselen over je lichamelijk welzijn in je brein). Om ieder risico uit te sluiten moet José nu wel een extra CT-scan van haar longen ondergaan. Shit!

Met de medisch-maatschappelijk werker sprak José over de financiële consequenties voor haar werkgever. Na een transplantatie is de donor gemiddeld zes weken uit de roulatie. Gelukkig bestaat er in Nederland een zogenaamde vangnetregeling voor donoren. Werkgevers krijgen honderd procent van de kosten vergoed. Het regent veel in ons kikkerlandje, maar er is ook veel goed geregeld.

Later staat er nog een vaatonderzoek op het programma. Dit onderzoek dient om te beoordelen welke van haar nieren het meest geschikt is voor transplantatie (het voelt heel raar als ik dit zo 'steriel zakelijk' schrijf). Daarnaast wordt gecheckt of José geen vaatafwijkingen heeft. Zij moet daarvoor een dag worden opgenomen.

Verdere bespoediging van de transplantatie blijkt niet mogelijk. De procedures moeten worden gevolgd en de wachttijden gerespecteerd.

De komende week wacht mij ook een soort vaatonderzoek. Afhankelijk van die uitslag beslist de chirurg of er een 'oude' donornier moet worden verwijderd.

Ik verkeer in de bijzondere situatie dat ik zowel links als rechts een donornier heb. Van mijn vader en moeder. De nier van mijn vader werkt al lang niet meer en zal zijn verschrompeld. De nier van mijn broer werd bij de derde transplantatie fysiek verwijderd om plaats te maken voor mijn moeders nier. Gevoelsmatig zal zijn nier altijd deel van mij blijven uitmaken. Ik kan dat gevoel niet onder woorden brengen. Misschien wordt het wel het beste omschreven in het volgende zengedicht:

Bloemen vallen uit
In elk seizoen
Maar waar blijft hun geur?

Sommige dingen zijn voor eeuwig.

De chirurg kijkt dus aan de hand van de beelden of er ruimte moeten worden gecreëerd voor de 'nieuwe' nier. Zo ja, dán moet hij beslissen of hij de 'oude' nier vooraf gaat verwijderen, of tijdens de transplantatie. Deze laatste optie geeft een iets grotere kans op complicaties, maar scheelt mij een extra ingreep én een extra herstelperiode.

De contrastvloeistof die ze gaan gebruiken is zeer schadelijk voor de toch al matig werkende nier. De voordelen van de te verkrijgen informatie wegen echter op tegen de risico's. Men zegt het, maar heb ik een keuze?

Helaas stellen veel te weinig mensen hun organen na hun dood ter beschikking. Hierdoor is in Nederland de wachttijd voor een donornier opgelopen tot gemiddeld viereneenhalf jaar. Een periode waarin patiënten totaal afhankelijk zijn van de mentaal en fysiek zeer belastende dialyse, een tijd waarin hun conditie er niet beter op wordt. Jaarlijks komen honderden van hen te overlijden.

Vanuit deze schrijnende situatie wordt bij mensen de motivatie geboren om 'bij leven' een nier af te staan aan een dierbare naaste. Een uiterst persoonlijke, ingrijpende en moedige beslissing. In bepaalde opzichten worden zij dus gedwongen door de omstandigheden. Hoewel ethisch gezien donatie bij leven steeds acceptabeler wordt omdat de schade aan de gever én het transplantaat meer en meer wordt gelimiteerd, blijft het welbeschouwd verkeerd om in gezonde mensen te snijden.

Als ik daarom met mijn schrijven een kiem zou kunnen leggen in jullie positieve denken over het ter beschikking stellen van jullie organen na de dood, én het uitdragen daarvan, dan zou mij dat diep ontroeren.

Sterke stroming

Onze strijd zal moeilijk zijn,
want de stroming is sterk,
maar wij zullen telkens weer terugkomen.
Naar F.D. Roosevelt

Malediven, South Ari-atol, Madivaru rif, 10 maart 1999. Mijn vingers klauwen in de rotsbodem. Als een vaan in de wind beweegt mijn lichaam in de krachtige stroming. José 'hangt' schuin achter mij.

Vanaf de onderzeese bergtop, een *tila*, turen wij in het blauwe niets. Een wonderlijk gevormd hersenkoraal, gele en rode zachte koralen en ontelbare felgekleurde vissen bevolken de tila. Onze aandacht is echter gevestigd op 'het niets'. Men heeft het ons beloofd. Dit zou een poetsstation zijn van de manta's, die majestueuze bewoners van de zee. Komend vanuit de planktonrijke diepzee, ontdoen de manta's zich hier, in een symbiose met poetsvisjes, van hun opgedane parasieten.

We hangen nu al minstens een kwartier in deze oncomfortabele en vermoeiende houding. Niets, maar dan ook helemaal niets. Onze hoop en luchtvoorraad vervliegen met de minuut. Het moet fantastisch zijn om deze dieren te ontmoeten. Een imponerende ervaring met levenslange houdbaarheidsgarantie. Is de lange vaartocht voor niets geweest? Pech, de natuur laat zich niet dwingen.

Die dag waren we 's morgens vroeg per *dhoni* vanaf ons eilandresort Machchafushi vertrokken. De dhoni – een traditionele Maldivische vissersboot – bracht ons rustgevend sputterend, en zo nu en dan begeleid door een school dolfijnen, naar het Madivaru rif. Dit rif ten zuiden van het eiland Rangali, staat bekend om zijn bezoekende manta's en sterke stroming.

Opgeschrikt door het scherpe geluid van José's rammelaar, richt ik mijn blik schuin naar achteren. Een grote schaduw doemt naast José op. Ze juicht in haar ademautomaat en uit al haar bewegingen spreekt opwinding. Langzaam verscherpen de contouren zich van het enorme wezen. Het is een napoleonvis. Zo groot als een varken. Prachtig getekend en gekleurd. Blijkbaar heeft het dier geen enkele last van de stroming. Traag in zijn bewegingen nadert hij behoedzaam en neemt ons met zijn zwarte ogen nieuwsgierig op. Bijna menselijk, alsof een vriendelijke oude man je aankijkt, een echt individu. De dikke lippen gaan open en dicht. Een boodschapper uit een andere wereld deelt een geheim mee; het geheim van onze schepping. Een vriendelijke begroeting, alsof hij zegt: 'Welkom gasten. Wat een rare vissen zijn jullie.' Zijn blik weerspiegelt de evolutie. Een contact met het universum; een blik in de eigen ziel. Ik kan wel janken.

De droom krijgt een vervolg. Vier immense ruimteschepen tekenen zich donker af. Met hun vleugels traag wuivend, stijgen zij – in een imponerende formatie – uit de diepte op. Lucht verslindend, schreeuwend in de automaat en hevig gebarend wijzen wij elkaar op de naderende *Enterprises*; vlaggenschepen uit de diepzee. De manta's! Pelgrims uit onbekende werelden. Een ongelooflijke ervaring. Rakelings vliegen de dieren, met spanwijdtes tot wel vijf meter, over onze hoofden. Alsof wij een gedomineerd onderdeel van hun spel worden. De kenmerkende silhouetten van deze vriendelijke reuzen trekken hun schaduw over de tila. Zo spontaan als het spel begon, zo plotseling komt het ten einde. De giganten hangen onbegrijpelijk stil in de heftige stroming. Poetsvisjes doen ijverig hun werk. Bek in, bek uit; een bek zo groot dat je erin zou passen, een schuurdeur. Een staaltje van fascinerende samenwerking, met twee verdwaalde Hollandse duikers als dankbare voyeurs.

Traag komen de vleugels in beweging en na een flauwe bocht over de tila passeren ze ons om hun raadselachtige reis te vervolgen.

Het piepsignaal voor de vijftig bar! Tijd om op te stijgen! Shit, dat overkomt ons nooit. Compleet gehypnotiseerd door het fascinerende tafereel zijn wij onze duiktijden vergeten.

Los van de ankerplaatsen laten wij ons gewillig meevoeren door de stroming. José bereikt als eerste een soort kanaal in de tila. Doordat de stromingen hier samenkomen is de trekkracht enorm. Ze wordt wild meegesleurd. Ik volg snel. We tollen als weerloze speeltjes van de natuur. Het is tijd om op te stijgen, maar de stroming sleurt ons verder door het kanaal. Na een paar krachtige vinslagen pak ik José beet en elkaar vasthoudend starten we onze opstijging, leidend naar een veiligheidsstop van drie minuten op vijf meter diepte. Het blijkt onmogelijk boven de relatief veilige tila te blijven, de stroming voert ons in rap tempo van de bergtop af. Alleen nog maar blauw. Wat zit er allemaal onder ons? Nog steeds elkaar vasthoudend, bereiken we de vijfmeterstop en trimmen onze jackets af. Ik pak de decompressieballon uit mijn jacketzak en José blaast de lange feloranje 'condoom' vol lucht met mijn reserveautomaat. Via een katrol schieten wij de ballon naar de oppervlakte.

Nu zouden we vanaf de boot zichtbaar moeten zijn, hopen we. De stroming blijft maar trekken, de tila schijnbaar mijlenver achter ons latend. Niets dan blauw, geen vissen, niets, helemaal niets! Hangend aan het lijntje, hand in hand, houden wij de tijd nauwlettend in de gaten. De drie minuten duren voor mijn gevoel uren. Waar voert de machtige stroming ons heen? Zal de bootbemanning ons nog opmerken? Waar zijn de haaien? Eindelijk, het drie minuten signaal. Opstijgen!

De boot is inderdaad een klein stipje, maar men heeft ons kennelijk ontdekt. Ze tuft in onze richting.

Beschut tegen de genadeloze tropische zon – onder het afdak van de dhoni – genieten wij na; volledig geïmponeerd en gefascineerd door het avontuur dat we achter de rug hebben. José richt haar blik op de horizon, in gedachten verzonken. Ik val in een diepe tevreden slaap, het hoofd veilig op haar schoot en laat me opnieuw meevoeren door de stroming. Deze stroming duldde geen tegenspraak. Ons mee laten voeren en het beste ervan maken was de enige optie.

In deze fase van mijn aandoening moest ik mij weer laten meevoeren in de stroom van mijn ziekteproces. Ik worstelde nog steeds met de keuze van een niervervangende therapie. Een keuze voor de minst kwade. Het moment van aanvang van de dialyse naderde, mijn balans raakte steeds verder verstoord. Herinneringen aan vroegere dialyses spookten door mijn hoofd. Nieuwsbrief 4 werd een feit:

Nieuwsbrief 4, 30 maart 2004.

'Spoel je al?' Deze vraag stelde een collega mij gisteren. Een beetje onbeholpen en op bijna lichtvoetige toon. Er ging een schok door mij heen. Om in marinetermen te spreken: 'Ik pletterde met mijn klus op het dek.' Mijn collega wist totaal niet wat dialyse werkelijk voor iemand impliceert. Gewoon even je bloed door de kunstnier jagen en daarna ben je weer helemaal het baasje. Toch? Hoe kon ik haar deze onwetendheid kwalijk nemen? Het is het soort kennis waarvan de gezonde wereld eigenlijk geen weet wil hebben. Kijken door de spiegelruit van de kwetsbaarheid verontrust. Bovendien zijn we allemaal in meer of mindere mate hypochonder. Verdieping in andermans kwaal veroorzaakt psychisch ongemak en blijft ergens latent in de achterkamers van de geest rondspoken (ondertussen schijnt het wel zo te zijn dat lijders aan hypochondrie dikwijls hoogbejaard in hun slaap het leven laten. Lijkt me helemaal niet verkeerd. Hypochondrie zit tussen de oren, zegt men. Maar ja, dat zit een hersentumor ook).

In deze nieuwsbrief zal ik jullie het verhaal vertellen van

mijn eerste dialyse-ervaring in 1994. Dan snappen jullie dat van mijn 'klus op het dek'.

'Hoe is het bij de chirurg gegaan?' was jullie meest gestelde vraag na de vorige nieuwsbrief. Verricht de chirurg de transplantatie en het verwijderen van de 'oude' nier in één keer, of doet hij dat via twee operaties?

De chirurg is toevalligerwijs dezelfde arts die mijn derde donornier in 1994 transplanteerde. Een bijzonder aardige man. Charismatisch. Een rossig type, met een sprekend gezicht, een rustige uitstraling en een ingebakken glimlach. Het lijkt wel of ik zijn stemgeluid onbewust heb opgeslagen tijdens de vorige – uren durende – transplantatie. Een stem die ik herken uit duizenden, terwijl de bewuste contactmomenten kort waren en ver achter mij liggen. Vreemd eigenlijk dat iemand die zo ver van je af staat, toch zo vertrouwd kan zijn. Maar ja, hij vormde wel een essentiële schakel in het redden van mijn leven.

Na bestudering van het scanverslag concludeerde hij jaknikkend: 'Ik doe het in één keer. Jouw oude donornier is volkomen verschrompeld. Ik plaats de nieuwe er gewoon naast.' Alsof het om lego gaat. Wat voor hem gewoon is, is voor mij heel bijzonder. Het scheelt me een extra operatie.

De vooraf geuite vrees dat het onderzoek mijn zieke nier nog meer de vernieling in zou helpen, bleek trouwens gegrond. Mijn nierfunctie is voorzover mogelijk nog verder verslechterd. De dialyse hijgt nu echt in mijn nek.

Koyaanisqatsi is een term uit de taal van de Hopi Indianen. Het betekent ongeveer: 'leven uit evenwicht'. De term geeft goed weer hoe ik mij nu voel. Op bijna apocalyptische wijze botsen in mij twee werelden: een ziek onwillig lijf versus mijn vitale levenslustige geest.

Ik lijd nu aan het dodelijke eindstadium van chronische nierinsufficiëntie. Mijn donornier werkt constant onvoldoende. Wanneer nog maar vijf tot tien procent nierfunctie resteert, moet ik gaan dialyseren. De hoeveelheid afvalstoffen en vocht in mijn lichaam zorgen er anders voor dat ik sterf. Ik zit nu heel dicht tegen die grens. Ik voel het ook. Volgens een volksgeloof gaan zwanen zingen als ze de dood voelen aankomen. Ik zing ongelooflijk vals..., dus zal ik jullie mijn zwanenzang maar onthouden?

Ik houd steeds meer vocht vast. Diverse afvalstoffen, zoals creatinine en ureum hopen zich op in mijn bloed. De kalium- en fosfaatspiegels blijven stijgen en de calciumspiegel daalt. Vitamine D wordt niet meer geactiveerd. Mijn bloeddruk is nauwelijks nog onder controle te houden en het gehalte aan rode bloedlichaampjes nadert een onaanvaardbare dieptegrens. Al deze balansverstoringen tezamen leiden tot mijn koyaanisqatsi. Op z'n Hollands: ik voel mij klote.

Sommige dingen zijn voor mij als patiënt heel vanzelfsprekend. Soms ga ik eraan voorbij dat dat niet voor jullie geldt.

Tijdens gesprekken ontdekte ik bijvoorbeeld dat het meestal niet bekend is waar een donornier in het lichaam geplaatst wordt. Even een klein college: de oorspronkelijke nieren liggen bij de mens aan de rugzijde van het lichaam, met het bovenste gedeelte net onder de ribbenboog. Een volwassen nier is circa twaalf centimeter in doorsnee en weegt ongeveer 160 gram. Elke nier ligt in een beschermend vetkussentje. De eigen nieren worden bij de transplantatiepatiënt alleen verwijderd als er infecties of bloedingen zijn, óf als er sprake is van grote cystenieren. Mijn eigen nieren zijn nooit verwijderd. Welbeschouwd bezat ik dus vanaf mijn tweede transplantatie vier nieren!

Een donornier wordt geplaatst in de onderbuik, dus níét op de oorspronkelijke plaats! Zelf vond ik dat de eerste keer een heel eng idee. Deze plek is ideaal vanwege de operatieve bereikbaarheid en omdat de nier daar wordt beschermd door het bekken en de diverse buikspieren. De darmen maken plaats voor de nier en richten zich vanzelf naar de ingenomen ruimte. Het is bovendien dicht bij de blaas en de grote bloedvaten van de benen, zodat de nier 'gemakkelijk' aangesloten kan worden. Wonderlijk niet? Vlak na de operatie is de nier via een kleine verhevenheid te zien in de buik- en liesstreek. Later trekt dit soms vlak. Wat dan rest is een klein litteken. Ooit werd ik aangegaapt door een tiental studenten rond mijn bed. De arts had zojuist plenair zijn verbazing geuit over de plaats van de donornier: 'Je begrijpt niet waar al die poep blijft...' Inmiddels zullen de 'schaapjes' artsen zijn, maar volgens mij denken ze nog steeds dat getransplanteerden een kop vol stront hebben.

'Spoel je al?'

Waarom de vraag mij schokte:

Anno 1994, mijn eerste dialyse-ervaring.

Het lopen naar het toilet voelde als een marathon. Alleen etenslucht was al reden genoeg om te braken. De kloof tussen mijn ziekte en gezondheid werd steeds dieper. José lag 's nachts te waken, omdat mijn ademhaling regelmatig stokte. Bij iedere hapering schudde ze mij wakker. 'Wakker worden, hé wakker worden, André. Ademen!' Ik beleefde de meest verschrikkelijke dromen over de dood en gruwelijke operaties.

Mijn huid werd geel en mijn ogen dof, hol en donker. Van mijn spiermassa was weinig meer over. Dunne armpjes en benen. De sportman André verschrompelde.

De hele dag bracht ik door in bed, de lamellen gesloten. In duisternis verborgen. Een zorgtelefoon onder handbereik, want mijn familie was ongerust. Ik hoefde maar op een knopje te drukken en het contact werd automatisch gelegd. Spreken kon via de microfoon.

Naast mij stapels boeken voor een vlucht naar een andere wereld. Een betere, voor dat moment. Gelukkig hield ik nog van lezen. Vooral mijn natuurboek over de zee gaf troost. Ik droomde dan weg bij de prachtige foto's en vond rust. Rust op mijn geheime plek, waar niemand mij zag. In mijn hart bleef het avontuur branden.

De ziekenhuisopname was uiteindelijk onvermijdelijk. Ik gaf me volledig over en liet me gedwee meevoeren in de stroming. Zo kon het niet langer. Ik was op. Zelfs tijdens de opname ging ik over mijn nek.

Een zogenaamde subclavia-katheter moest met spoed worden aangebracht. Direct in een bloedvat onder mijn sleutelbeen. De aansluiting was noodzakelijk voor de dialyse. Ik werd naar een steriele kamer gebracht bij de dialyseafdeling.

Tijdens de ingreep zweette de arts. Ik kreeg de indruk dat hij er nog niet zo bedreven in was. Het nadeel van een academisch ziekenhuis. Soms moeten ze nog het een en ander onder de knie krijgen, en dan ben jij het 'oefenmateriaal'. Kermen van de pijn. 'U bent behoorlijk gespierd op de borst,' zei hij al zwoegend. Ja, hij moest toch een excuus verzinnen voor zijn geploeter. En maar zoeken en peuren. Ik zag mijn van pijn verbeten gezicht gespiegeld in een ruit links van mij. 'Ontspan maar, ik ben er bijna'. Ik was te uitgeput om hem een lul te vinden. Zijn assistente was erg vriendelijk en zei dat ik mij heel kranig hield. Zonder dat ze zich er volgens mij van bewust was, kneep ze af en toe in mijn pols. Alsof ze meevoelde. Tegelijkertijd draaide ze dan even haar gezicht weg. Kon ze het gehannes niet meer aanzien? Toen de katheter uiteindelijk goed bleek te zitten, was ik uitgeput.

Met bed en al werd ik naar de dialyseafdeling gereden, hulpeloos als een kind. Een hypermoderne helwit verlichte ruimte, met een soort tandartsstoelen langs de kant en futuristische piepende machines ernaast. Lijdzaam aan de apparaten vastgesnoerde patiënten. Sommigen apathisch starend, anderen kijkend naar tv's. Het leek wel een fabriek met mutanten uit zo'n sciencefiction film. Moedeloos, afhankelijk, passief. Ik voelde op dat moment geen medeleven met de andere patiënten. Ik was te veel met mijzelf bezig en nog niet getekend met de stigmata van een patiënt. Ik verzette mij daar ook met alle macht tegen. Wilde niet bij hen, die anderen, horen.

Een arts en een verpleegkundige met een notitiebord

spraken fluisterend over een patiënt. Ik ervoer de ijzige sfeer van lijden en dood. Glazige blikken in mijn richting. Hé, een nieuwe, een vreemde!

Groene doeken werden, rond de katheter, op mijn borst gelegd. Een verpleegster met monddoekje, hoofdkapje en handschoenen professioneel over mij heen gebogen. Alsof er ebola heerste en ik besmet was. Totale depersonificatie, een hopeloos gevoel. Slangen aan de katheter. Geketend aan een robot. Ontsnappen was niet meer mogelijk. Totale afhankelijkheid. De machine begon te piepen. Een korte uitleg volgde. Compleet ontdaan door de situatie, vergat ik de informatie. Mijn bloed verliet mijn lichaam, ging 'vreemd' in zo'n groot en piepend apparaat. Wieltjes draaiden en een cilinder werd rood. Mijn ziel langs kunstmatige membramen. Een terugvoerende slang werd ook rood. Verzadigde vloeistof met mijn giffen verliet de kunstnier. Langzaam raakte ik mijn opgehoopte troep kwijt. Daar zat ik dan, ontdaan van alle trots, in leven gehouden door een toestel. Nog ruim vier uur voor de boeg. Oververmoeid viel ik in slaap.

Na een uurtje werd ik wakker geschud. 'Je vrouw is er,' zei de verpleegster. In de deuropening stond José. Ik staarde naar haar en schoot direct vol. Mijn grootste liefde, stralend van gezondheid. Ik geketend, ziek, vernederd en niet bij machte de stoere beschermer te zijn die ik zo graag voor haar wilde zijn. Ons verdriet was op dat moment oneindig. Ik had vooral medelijden met José. Met een mengeling van angst en ontzag keek zij naar het dialyseapparaat en de rode slangen. Het was alsof er een dolk in mijn hart werd rondgedraaid.

Later werd ik overgeplaatst naar het regioziekenhuis en vond noodgedwongen een ritme in de routine van het spoelen. Ik haatte de dialyse en de gehele sfeer in het regioziekenhuis, het moreel gereduceerd worden tot de welhaast kinderlijke staat. De artsen waren overwegend lomp en de medepatiënten afgestompt. Het gevoel van vernedering en gekrenkte trots is me altijd bijgebleven. Ik spoelde drie keer per week vier uur en kreeg een draconisch streng dieet van eiwit-, kalium-, natrium- en vochtbeperking. Bovendien moest ik een gigantische hoeveelheid medicijnen slikken. Vooral de vochtbeperking was een ramp. Dit betekende dat ik per dag niet meer dan twee glazen water mocht drinken. Met ijsblokjes voorkwam ik een droge mond. Ik ging zo spaarzaam mogelijk om met mijn quotum. Na verloop van tijd hoefde ik ook niet meer naar de wc om te plassen. Die functie raakte ik volkomen kwijt. Ook mijn libido werd in de overdrachtelijke zin bijna weggespoeld, zodat ik er op vrijwel geen enkele manier aan herinnerd werd dat ik eigenlijk een jochie was.

Vaak ging ik beroerd naar de dialyse en kwam er nog zieker uit. Een dialysekater noemden ze dat heel zakelijk. Op de keper beschouwd voelde ik mij nooit echt lekker. Vlak voor de dialyse werd ik beroerd door de vervuiling van het bloed en de ophoping van vocht. Na de dialyse ondervond ik de kater van het schoon- en droogspoelen. Uiteindelijk spoelde ik drie maanden. Niets vergeleken bij wat anderen moesten ondergaan. In die periode overleden drie medepatiënten.

Dit is geen verhaal van zelfmedelijden, maar een persoonlijk verslag van werkelijk beleefde en ervaren gevoelens.

Er is geen hiërarchie van lijden. De intensiteit van het lijden is dus niet relevant. Het is alleen maar mijn bedoeling duidelijk te maken wat dialyse werkelijk kan betekenen voor een persoon.

Er zijn patiënten die deze situatie volkomen accepteren en gelaten en gedwee de routine van het spoelen volgen. Berustend in de situatie, hebben ze hun nierziekte niet alleen aanvaard, ze hebben haar zelfs ingelijfd en nemen daarbij de geesteshouding van verpleegden aan. Soms – triest genoeg – vanuit zelfbehoud, omdat transplantatie bij hen niet tot de mogelijkheden behoort. Soms ook omdat eerdere transplantaties bij hen dramatisch zijn verlopen. Huiveringwekkende patstellingen.

Maar er zijn ook patiënten die voor geen goud getransplanteerd wensen te worden, terwijl het bij hen wél mogelijk zou zijn. Ik heb ze ontmoet, maar kan hen nog steeds niet begrijpen. Ze weten in mijn ogen werkelijk niet wat ze, ondanks de risico's, afwijzen en missen. Ik beschouw het als een zeer bijzondere luxe als je de kans krijgt om getransplanteerd te worden. Dialyse kent uiteindelijk alleen verliezers. Hoe je het ook wendt of keert. Mijn trots, levenswijze en overtuiging zijn nauwelijks verenigbaar met dialyse. Ik dialyseer louter vanuit de drang om te overleven. Dialyse ervaar ik, maar José evenzeer, als complete horror, een spookbeeld. Dichter bij de hel ben ik nooit geweest.

Voorlopig resten mij de wekelijkse controles en een bezoek aan chirurg en anesthesist. Over ongeveer een maand volgen de laatste onderzoeken bij José.

Bij nieuwe ontwikkelingen bericht ik jullie. Wij laten ons opnieuw meevoeren in de krachtige stroming van het proces.

De dansers

O body swayed to music
O brightening glance
How can we know the dancer
From the dance?
W.B. Yeats

Ik schreef het al eerder. Na een transplantatie moet je uit een diep dal omhoog kruipen. Uiteindelijk bereik je de hoogte waarop het leven weer concreet wordt. Dan maak je jezelf los van je eigen beperkingen.

Bij mij werkt dat mechanisme extreem. Uit het dal klimmen is niet voldoende. Ik wil direct door naar de top. Met een overdaad aan energie genieten van het leven en geen genoegen nemen met halve daden. Tot de uiterste grens, tot het gaatje, tot in de hemel, met het fanatisme van een bronstige springbok. Het komt misschien vrij bezeten over, maar zo ervaar ik dat niet. Het is mijn compensatie voor alle geleden ontberingen. Een soort inhaalslag. De viering van mijn 'nieuwe' leven. Onvervulde verlangens die weer binnen bereik komen. Een tomeloze levensdrift om samen met José alles uit het leven te halen wat mogelijk is.

Na mijn tweede transplantatie in 1989 stortten José en ik ons bijvoorbeeld volledig op het dansen. Wij konden ons daar totaal in verliezen. Zo compleet, dat we langzamerhand toegroeiden naar een professioneel niveau. De dans betekende alles voor ons.

Onze liefde werd immers geboren op het dansparket, toen ik haar als 'eenvoudige' dansleerling voor het eerst ontmoette.

Toen mijn broer René aankondigde in december 1990 te gaan trouwen, maakten wij ons plan. Wij zouden al onze dierbaren, maar speciaal René en mijn vader als toenmalige donoren, op overweldigende wijze tonen dat ik mijn verleden had overwonnen. Met onze dans als taal. De geacteerde kwetsbaarheid van de danser als mijn kracht. Mijn herstelde lijf als uitdrukkingsmiddel. Ons symbolische geschenk aan het bruidspaar. Met die dans zou alle dankbaarheid concreet en fysiek worden.

Ridderkerk: 15 december 1990. Zes maanden wisten wij de activiteiten geheim te houden. Niemand van de familie mocht het weten. Hét moment is nu aangebroken. De ceremoniemeester spreekt met verve:

'...De dans betekent voor hen veel meer dan het gesproken woord én voegt aan muziek – die begint waar woorden ophouden – oneindig veel toe...'

Na een grondige warming-up en stretching, hebben wij onze speciaal voor deze gelegenheid ontworpen kleding aangetrokken. José siert haar lijf met een sexy maar ook chic Latin jurkje. Een strak zwart lijfje met Swarovskisteentjes, een blote rug, een doorschijnend zwart rokgedeelte met twee hoge geraffineerde splitten aan de voorzijde, schouderkappen van zwart glanzende hanenveren en gouden pumps met hoge hakken. Ik ben gekleed in een zwarte maatbroek met satijnen bies en een zwartglanzend openstaand hemd.

José heeft de professionele danswereld inmiddels vaarwel gezegd. De passie is gebleven. We brengen wekelijks uren door op de dansvloer en geven nog een aantal groeps- en privélessen.

Voor deze speciale dansdemonstratie hebben wij een halfjaar trainingen gevolgd bij de regerend professional Latin kampioenen van de Benelux.

In diepe concentratie verzonken draaien wij de film af, een

laatste visualisatie, een laatste mentale voorbereiding. Nog even en dan: alle remmen los!

Het is ijzig stil rond de dansvloer in het chique en sfeervolle boerderijrestaurant. Het publiek luistert ademloos. De ceremoniemeester is bijna aan het einde van de aankondiging en voert de spanning op:

'...Linda en René, ze hebben zich erop verheugd, maar tegelijkertijd zijn ze doodnerveus. Ze beschouwen jullie als hun beste vrienden en steken vanavond graag hun nek voor jullie uit, met hun interpretatie van DE RUMBA, waarmee ze meer willen zeggen dan met woorden mogelijk is. Linda, René, dames en heren, uw speciale aandacht vóórrr... André en José!'

De prachtige muziek zwelt aan; vijf, zes, zeven, acht en go. Ik vlieg de zaal in en maak al doorslippend een pirouette. Ah's en oh's galmen. De macho uithangend, dans ik uitnodigende heupswings en dáár komt José. Luidere ah's en oh's.

We smelten samen en dansen met al onze energie en emotie de sensuele rumba; de dans der liefde, van tegenslag en vreugde, van uitdaging en passie, van kwetsbaarheid en kracht, de dans van ons leven.

We zijn in trance. Uitstraling, getraindheid, kleding, muziek, acrobatische variaties, het totaalplaatje doet het publiek versteld staan. Een overdonderende overwinning op het verleden. Ze hebben het begrepen. Wij gingen het 'gevecht' aan met het publiek in de hoop individuen te raken. Het is ons gelukt. Tranen bij het bruidspaar, bij mijn vader – mijn tweede redder in de nood – bij mijn moeder, bij iedereen.

Een oorverdovend applaus en staande ovatie. Een dankbare en emotionele omhelzing van het bruidspaar.

Er werd over nagepraat, nóg steeds. Onze rumba voor eeuwig. Als symbool van de noodzakelijke verschillen tussen twee levenspartners, leidend tot het uiteindelijke geheel. Als demonstratie van onze overwinning. Een zege op de kwetsbaarheid. Wij als danspaar, verstild in een portret aan de muur. Vastgelegde kwaliteit van het voorbijgaande. Mooi en tragisch tegelijkertijd. Onze foto als blijvend symbool van ons leven. Onze zielen dansend voor altijd.

Niets is
Wat het lijkt
Alles is
Wat het is

De danser is niet
Wie hij lijkt
De dans is
Zoals het is

Nieuwsbrief 5, 7 april 2004.

Melancholie overspoelt mij de laatste dagen. In muziektermen zou ik dit gevoel omschrijven met de melodramatische klankkleur van een bandoneon in een Argentijnse tango. Het verontrust mij. Ten eerste ben ik geen zwaarmoedig type, ten tweede heb ik – behalve in de muziek – een broertje dood aan overdreven sentimentaliteit. Verandert de nabijheid van de dood soms mijn denken en mijn gevoel?

José en ik hebben elkaar beloofd na de transplantatie Argentijnse tangolessen te gaan volgen. Heerlijk samen al onze passie en geleden pijn in een dans uiten. Voor diegenen onder jullie die ons nog als dansers kennen, een logische stap. Toch, dergelijke beloftes hebben ook een andere reden: ze geven ons kracht en houvast. Zo hebben wij elkaar en vrienden al heel wat toegezegd op het gebied van uitgaan en vakanties.

Misschien vindt mijn melancholie haar oorsprong in de recente ziekenhuisbezoeken:

Bedenkelijk keek de dialysearts naar de laatste uitslagen: 'Tja..., hoe lang wegen de voordelen van het uitstellen van dialyse nog op tegen de voordelen van het starten daarvan?' en 'Meneer Bek, ik begrijp uw standpunt, maar al zou u nú moeten starten, dan nóg bent u in de luxe positie dat de datum voor de transplantatie al bijna bekend is. Anderen hebben dat geluk niet.'

Zolang het nog maar enigszins verantwoord is, verkies ik uitstel van dialyse. Waarom? Uit onderzoek is gebleken dat donornieren die zijn geïmplanteerd vóórdat de patiënt ging dialyseren, of binnen zes maanden na het begin van de dialyse, een beduidend betere 'overleving' hebben dan donornieren bij patiënten die langer hebben gedialyseerd.

Wij besloten de beslissing een week op te schuiven. De overdenkingen van de arts nam ik mee naar huis. Ze drukten zwaar op mijn schouders.

Later bezochten wij de chirurg. Hij bevestigde nog eens dat hij 'alles' tegelijk zou doen: de 'oude' nier eruit, de 'nieuwe' erin. Nadat hij onze dossiers had bestudeerd, nam hij een onverwacht besluit: 'Jullie zijn er nu toch. Laten we er nu eens van uitgaan dat de nog komende onderzoeken goed verlopen, dan verkorten we de procedure als ik jullie nu gelijk doorstuur naar de anesthesist. Hoe eerder de transplantatie, hoe beter.' Ik kon daar geen enkel bezwaar tegen inbrengen.

'Ik doe al twee jaar vrijwel alleen niertransplantaties,' vertelde de jonge vrouwelijke anesthesist na de vriendelijke kennismaking. Alsof zij daarmee wilde zeggen: wees gerust, jullie zijn in goede handen.

'Oh...,' zei ik met een knipoog, 'Wíj zijn er al twintig jaar mee bezig.'

Ze lachte, 'Tja, dáár kan ik echt niet tegenop.'

Er volgde een kort lichamelijk onderzoek en we vulden de uitgebreide medische vragenlijsten in. Vervolgens spraken we over de pijnbestrijding, over de narcose, over de laatste avond voor de transplantatie en alles wat er dan moest gebeuren.

Toen donderde voor mij de realiteit uit de hemel:

Terwijl José aandachtig en bijna ademloos naar de anesthesist luisterde, zag ik haar onverhulde spanning. De lijnen in haar gezicht waren dan weer glad, dan weer extra aangezet in reactie op de bloedserieuze informatie. Haar ogen straalden een vaste overtuiging uit. Ik voelde mij klein, ik voelde mij te groot, ik voelde schuld, ik voelde dankbaarheid, ik miste mezelf. Kloteziekte. In mijn hoofd schreeuwde een zelfverwijt: 'Hé Bek, de wereld draait toch niet om jou!'

Deze gebeurtenissen, in combinatie met de toenemende lichamelijke ongemakken, moeten de bron zijn van mijn melancholie. Mijn gemoed stroomt over. Ik begin mijn controle over de gebeurtenissen te verliezen. Het kost me steeds meer energie om mijn beperkingen te compenseren. Toch doe ik er nog steeds alles aan om ze voor de buitenwereld te verbergen. Noem het trots, doorzettingsvermogen of je kop in het zand steken. Het maakt me geen ruk uit. Het is mijn keuze en mijn manier van omgaan met de ziekte. Ik ben een winnaar zolang ik niet opgeef. Iedere dag dat de dialyse uitgesteld kan worden, en de transplantatie dichterbij komt, is er één. Het is nu eenmaal mijn ervaring dat ik mij van dialyseren mentaal en fysiek nog rotter ga voelen. De voortdurende strijd maakt me wel doodmoe.

Ik verheug me nu al op die tango!

Er is altijd een reden om iets niet te doen. De persoon zijn – of worden – die je wilt, zijn vergt oneindig veel volharding, moed en meesterschap over het denken. Deze week was ik bijvoorbeeld geroerd door een jonge knul op tv. Hij was geboren met een onvolgroeide arm. Zijn stompje had zéker een reden kunnen zijn om niet te gaan pianospelen. Deze jongen is nu een aanstormend en veelbelovend talent in de popmuziekwereld. Hij speelt prachtig piano en zingt geweldig. Ik kreeg kippenvel. Zo zijn er natuurlijk talloze voorbeelden. Een van mijn grootste helden in dit verband is Norman Croucher. Hij verloor zijn beide benen bij een treinongeval. Norman liet het er niet bij zitten en heeft ondertussen de hoogste bergen van de wereld beklommen.

Ik voel mij verbonden met de zichtbaar en onzichtbaar gehandicapten. Zelf ondervond ik immers aan den lijve hoe moeilijk het is om een leven op te pakken dat gehinderd wordt door zware tegenslag. Als ik nu de balans opmaak, dan rest mij trots. Meerdere malen kwam de ziekte tussenbeide en werd ik gedwongen andere richtingen in te slaan. Altijd had ik de kans om iets niet te doen, maar heb nooit die gemakkelijke en soms verleidelijke weg gekozen. Daar was heel veel inspanning voor nodig.

Ik ben ervan overtuigd dat in essentie ieder individu belangrijk is, een rol heeft te vervullen en verandering tot stand kan brengen. Het komt alleen nooit op je af.

Waarom schrijf ik nu dit? Welnu, meerdere malen werd aan José en mij gevraagd: 'Hoe doen jullie dat toch? Jullie lijken onverslaanbaar en pakken de draad steeds weer op. Wat is het geheim van jullie veerkracht?' Ik zal het jullie verklappen:

Wij accepteren dát wat we echt niet kunnen veranderen en proberen binnen die grenzen steeds opnieuw zin te geven aan ons leven. Daarbij gaan wij geen enkele uitdaging uit de weg. Tot nu toe zijn wij in staat gebleken vanuit pijn en tegenslag nieuwe energiebronnen aan te boren. Daarom is er wat ons betreft vrijwel nooit een reden om iets niet te doen.

'De vierde keer?' met glimlach. Daarbij wordt dan bedenkelijk van mij naar José gekeken. 'We zijn al 22 jaar bij elkaar hoor,' reageer ik dan enigszins verontschuldigend. Alsof ik als een niervretend Pacmannetje, in een nietsontziende strijd om te overleven, de buurvrouw heb gegijzeld voor haar nier.

Soms kom ik mensen tegen die vreemd reageren als ze horen dat het om een vierde transplantatie van een levende donor gaat. Sommigen gaan in hun arrogantie wel heel ver in wat zij menen te kunnen zeggen: 'Ook zonde van die vorige nieren, daar had een ander langer plezier van kunnen hebben.' Het is echt gezegd, door een verpleegkundige. Waar haalt iemand de godvergeten onnozelheid vandaan om te oordelen over de kwaliteit van mijn leven? Of over de kille achteraf economie van een gift? Ik heb nooit om mijn ziekte gevraagd. Ook heb ik nooit om een nier gevraagd. Ze zijn me altijd met liefde aangeboden en met veel moeite door mij aanvaard.

Gelukkig ben ik in het algemeen zeer tevreden over artsen en medisch personeel. Vrijwel altijd werken zij met de juiste intentie. Maar ik denk dat sommigen bij zichzelf te rade moeten gaan. Soms zullen carrière, status, macht en egotripperij een dominantere rol spelen dan oprechte zorg voor de patiënt. Enige lompheid is hun dan niet vreemd. Ik wens deze mensen transformatie toe en zou ze willen zeggen: 'Breek de schaal die jullie menselijk inzicht en gevoel omsluit!'

De grens werd eerder bereikt dan verwacht. Nieuwsbrief 5 was nog niet verzonden of de situatie verslechterde rigoureus. Mijn bloedwaarden van afvalstoffen stegen tot onacceptabele niveaus.

Het doorhakken van de knoop. Lijdzame acceptatie van het ongewilde, dat wat je niet veranderen kan. Er zat niets anders op.

Aanvulling op Nieuwsbrief 5, 8 april 2004.

De laatste nieuwsbrief was de deur nog niet uit, of de balans sloeg onbarmhartig door. Ik spoel nu van mijn eilandje; mijn laatste 'droge' stukje trots. Krampachtig vasthouden heeft geen zin meer. Ik laat me meesleuren en ga puur overleven. Verder hóéf ik niets. Alleen maar mijn kop boven water houden en spartelen.

Jullie begrijpen het al: dialyse is onontkoombaar. Volgende week ga ik aan die verdomde en fantastische machine.

'Meneer Bek, u hebt uw grens nu echt bereikt. Langer doorgaan zou onverantwoordelijk zijn.' De arts had ik niet eerder zo zorgelijk zien kijken.

Ter illustratie: mijn creatinine-waarde is boven de 1000 gestegen, deze is bij José 74. Dit soort dramatische vergelijkingen geldt ook voor andere bloedwaarden. Bovendien is mijn bloeddruk continu hoog. Ook houd ik steeds meer vocht vast. Mijn conditie frustreert mij. Ik heb de gehele dag zware spierpijn, last van mijn darmen, word gek van de jeuk en kan een gat in de dag slapen. Vanmorgen moest ik een stukje lopen. Van de parkeerplaats, naar het ziekenhuis en vervolgens een paar trappen op naar de prikkamer. Het waren voor mij de laatste 195 meter van een triatlon.

Helaas. Ik zou door kunnen buffelen, maar dat zou debiel zijn. Mentaal kan ik het nog aan, maar mijn lijf laat me in de steek. Ik kan de dialyse nu in een soort van gelatenheid accepteren.

Ik heb gekozen voor hemodialyse via een tijdelijke halskatheter. Een noodoplossing. Dit leek mij de beste optie omdat de transplantatie hopelijk niet lang meer op zich laat wachten. Het is louter een overbrugging. Bovendien heb ik geen 'trek' in de extra voorbereidende operaties die inherent zijn aan de andere dialysevormen. Volgende week woensdag krijg ik de katheter ingebracht. Aansluitend ga ik twee uur dialyseren. Vervolgens drie uur op donderdag en vrijdag. Zo kan mijn lichaam geleidelijk aan de verandering van bloedwaarden wennen. De week daarna gaat de dialyse steeds vier uur duren en ga ik spoelen op drie doordeweekse dagen. Het dwingende ritme van de hemodialyse. Voor mij naar verwachting zeer tijdelijk. Voor anderen: drie dagen per week uit de circulatie, twaalf dagen per maand gekluisterd, honderdvierenveertig dagen per jaar van de vrijheid beroofd, *vierentwintig* uur per dag geschaduwd door de dood.

Wij gaan een paar daagjes genieten van de Brabantse bossen.

Nog even vrij van alle verplichtingen en beperkingen, nog even lekker ondeugend zijn. Ik ga heerlijk genieten van een paar 'kaliumrijke' patatjes, niet te veel, anders stopt mijn hart. In gepaste stijl nemen we afscheid van onze vrijheid. Zonder tranen.

Ik denk...

Als dit universum in zijn miljoenvoudige orde en precisie het resultaat van een blind toeval zou zijn, dan is dat net zo geloofwaardig als wanneer een drukkerij explodeert en alle druklettertjes weer op de grond terechtkomen in de voltooide en foutloze vorm van het woordenboek.
Albert Einstein

Ridderkerk, jaren zeventig. Het is hoogzomer. Ik zit op het stenen trapje van ons dijkhuis. Met mijn vergrootglas bestudeer ik aandachtig de miertjes. Direct naast de trap volgen ze ijverig een foerageerroute. Vanuit de tuin naar boven en weer terug. Eentje sjouwt een vliegje, een ander een levend rupsje. Ik zie er zelfs drie tegelijk in perfecte samenwerking een dode soortgenoot meeslepen, één trekt en de anderen duwen. Vanuit de colonne op weg naar beneden wordt iedere opwaarts gaande en zwaar beladen passant betast.

Ik pak een miertje tussen mijn duim en wijsvinger en zet hem aan de andere kant van de trap. Een onbegrepen sprong in ruimte en tijd, een vreemde wereld. Het zwarte beestje is compleet van slag en loopt paniekerig in cirkeltjes rond. Op dit moment ben ik heer en meester over zijn leven en denk: miertje, ik zal jou uit je onzekere lijden verlossen.

Met mijn vergrootglas bundel ik het licht van de zon tot een alles verzengend stipje op het mierenruggetje. Nog even tracht het zijn noodlot te ontlopen, maar hij bezwijkt heel snel onder de hitte. Het knettert, stinkt, verkleurt en er komt een rookwolkje uit zijn ijverige lijfje. Zijn ruggetje kromt, nog even trillen zijn pootjes en het arme miertje is dood.

Later bedacht ik, dat ik in de ogen van de mier moest zijn wat God was in mijn kinderfantasie. Ik had alle macht over het kleine insect, zonder dat het beestje in de verste verte zintuiglijk waarnam wat die macht vertegenwoordigde.

Ik hoorde andere kinderen altijd over God praten op een manier die ik niet begreep. Het was een god die zij vreesden, een god die kon straffen, een god die hun geen geheimen gunde. God was voor mij een totaal abstract begrip. Ik fantaseerde daar wel over, maar kreeg er geen beeld bij. Een tijd nadat ik kinderlijk wreed het arme miertje had verbrand, ging ik mijzelf beschouwen als 'een miertje' voor de god waar die andere kinderen over spraken. Een god die doodde naar willekeur. Ik vond Hem in die hoedanigheid bijzonder eng!

Ernstige ziekte dwingt je buiten de geijkte denkpatronen te treden. Je gaat je bestaan vanuit andere invalshoeken benaderen. Je gaat fundamentele vragen stellen. Is er een leven na de dood? Zou God echt bestaan? Is er een hemel? Besta ik door tijd en toeval? Bestaat toeval? Wat is logica? Wat is de waarheid? Wat is de zin van mijn bestaan?

In principe ben ik een man van de wetenschap. Ik vind daarin echter lang niet al de antwoorden op mijn vragen. Ook al zou ik dat nog zo graag wensen. De wetenschap heeft de waarheid niet in pacht, ze heeft het dwalen in zich. Hoe meer ik zoek, hoe meer ik blijk te niet-weten. Maar wie maakt eigenlijk uit wat het verstand kan begrijpen? Is het stellen van essentiële vragen niet veel belangrijker dan het krijgen van een antwoord? Is het niet veel interessanter om te leven met twijfel, dan met antwoorden die fout zouden kunnen zijn?

Toch heb ik als mens een vorm nodig voor wat ik ervaar.

Godsdiensten geven wel antwoorden op die vragen. Onafhankelijk of ik wel óf niet geloof. Ze maken in feite propaganda voor onwetenschappelijke gedachten en spelen zich af op het gebied van gevoel en beleving.

Als ernstig zieke heb ik heel veel onzekerheid ervaren. Soms tot in extreme mate. Hoe overtuigd ik dan ook was van de waarde van de wetenschap, ik ging op zoek naar hoop voor mijn toekomst. Ik heb mij in nood gericht tot een hogere macht waarmee ik niet ben opgevoed. Die ik helemaal niet kende. Waarvan ik geeneens wist of Hij bestond. Een blik naar de hemel, de handen samengeknepen – HELP ME! Mijn manier van bidden om moed te verzamelen, om vertrouwen te verkrijgen. Ik maakte daarbij de goddelijkheid tot een construct dat uit mijn eigen psyche voortkwam. Dat *alsof* werkte voor mij.

Ik ben gaan geloven dat ik geloof, maar ik kan dat nog niet verbinden aan het christelijke begrip God. Ik geef het op voor iets beters, maar voorlopig kan ik daarmee de niet-vanzelfsprekendheid van mijn bestaan tot uitdrukking brengen.

Bezinning en spiritualiteit ervaar ik als verrijkende energieën als gevolg van mijn ziekte. Mijn rationele benadering van de wereld verandert niets aan deze beleving. Sterker nog, ik vind het verschillende aspecten die in harmonie met elkaar kunnen samengaan. Als mijn verstandelijke en emotionele wereld. Als rationeel mens stel ik echter ook vragen over mijn gevoelsleven. Daar wringt de schoen. Het is in feite niet eerlijk. Is de waarheid niet slechts echt binnen de beleving waar zij thuishoort? Als ik daarom religie als een mystieke beleving ervaar, moet ik er geen vragen over stellen. Het is mijn middel om evenwicht te zoeken en te vinden.

Gevoed door mijn angst voor de dood ben ik mijzelf ook de vraag gaan stellen of mijn geest een aparte entiteit is. Iets dat voort kan leven zonder mijn lichaam. Ik zou het zó graag willen geloven. Intuïtief heb ik er duidelijk iets mee, maar mijn ratio gooit steeds weer roet in het eten. Zou mijn gevoel misschien begrijpen wat mijn verstand niet kan bevatten? Ik vraag het mij vaak af.

Grote denkers hielden zich hier ook mee bezig. Ze kwamen niet tot eensluidende antwoorden. Wie ben ik dan om antwoorden te vinden? Moet ik een antwoord vinden? Maakt het iets uit voor mijn dagelijks leven? Maakt alles wat er gebeurt deel uit van een goddelijk plan of zijn de wetmatigheden van de onbarmhartige natuur zelf verantwoordelijk en is ons leven een aaneenschakeling van wonderlijke coïncidenties?

Eén ding weet ik zeker, mijn geest is mijn denkende en willende bewustzijn.

Kan mijn geest zonder mijn lichaam voortleven in het universum? De tijd zal het uiteindelijk leren. Althans, dat hoop ik, want vanuit het niets valt niets te leren en te ervaren. In alle rede, hoop ik dus op 'alles'.

'Geloof je in God?' vroeg een vriend mij oprecht.

'Ik geloof in een Oorzaak Van Alle Dingen,' antwoordde ik bescheiden.

'En... bid je dan wel eens?' vroeg hij vervolgens.

Toen moest ik lang nadenken. 'Ik denk...' was mijn uiteindelijke antwoord.

Nieuwsbrief 6, 16 april 2004.

Nog geen generatie geleden zou ik gestorven zijn aan mijn ziekte. Nu overleef ik dankzij dialyse en transplantatie. Steeds meer kennis wordt toegankelijk, maar oneindig veel meer ligt nog buiten bereik. Toch is dit een voortdurende bron van hoop. Ook voor mij. Uiteindelijk hoop ik, zoals iedere chronisch zieke, op dat ene wonder: een definitieve remedie tegen dat monster in mijn lijf.

Op woensdag 15 april moest ik mij 's morgens melden in het

regioziekenhuis. Na een redelijk rustige nacht bracht José mij naar het ziekenhuis.

Dialyseherinneringen spookten door mijn hoofd. Toch wist ik dat ik er nu anders mee om zou gaan. Destijds werden we door de dialyse overvallen. Het traumatiseerde ons compleet. Nu waren we er langzaam naar toe gegroeid. Bovendien had ik geen recht tot klagen. Mijn dialyse zou naar verwachting van korte duur zijn. Ik bezat nog steeds het 'luxe' vooruitzicht van een transplantatie en voelde mij verplicht sterk te zijn. Vooral voor José.

In een piepkleine kamer moest ik op een bed gaan liggen. Tegen zijn assistente zei de arts jolig: 'Dit is de heer Bek en hij is kampioen familietransplantaties van Nederland. Waarschijnlijk zelfs van de wereld.' Van verbazing schudde de verpleegkundige haar hoofd. 'Zo hé,' bracht zij uit en keek me medelijdend aan. Die avond zou zij bij de spruitenprak waarschijnlijk mijn wereldrecord aan haar man doorvertellen. Zouden deze beste mensen beseffen wat dit werkelijk voor mij en mijn omgeving betekent? Ik vroeg het mij af.

'Dokter, het is mij gewoon overkomen. U doet of ik een gooi heb gedaan naar vermelding in het Guinness Book of Records,' merkte ik op. Er werd wat schaapachtig gelachen.

Arts en verpleegster kleedden zich vervolgens alsof ze een koe gingen slachten. Ook ik kreeg een mondkapje voor en een soort douchemuts op. Vervolgens bepaalde de arts met een echoapparaat de exacte plaats van het aan te prikken bloedvat.

Groene lakens en de geur van jodium. 'Meneer Bek, ik ga u nu even gemeen prikken voor de plaatselijke verdoving'. Pijn is fijn, zeiden ze bij de mariniers. Nou, vergeet het maar. Het went nooit. Je kunt er hoogstens in bepaalde mate mee leren omgaan.

De arts peurde flink in mijn borst. 'Ontspan maar, meneer Bek. Niet bewegen, alstublieft,' zei hij meer uit gewoonte dan uit noodzaak. Het maakte me woedend, want ik lag verschrikkelijk mijn best te doen. 'Ontspan zelf, lul! Ik ruik je zweet!' dacht ik tandenknarsend. 'Wie kan hier nu het beste met pijn omgaan, jij of ik?'

Hij bracht een zogenaamde getunnelde katheter in. Deze loopt eerst vijftien centimeter vlak onder de huid alvorens hij het bloedvat ingaat. Een redelijk ingewikkelde ingreep. Het getunnelde karakter zou de kans op infecties verkleinen. Bovendien gaan deze katheters in het algemeen langer mee dan de standaarduitvoering.

Na heel veel pijnlijk gesjor hechtte hij de wond. Ik was voorzien van een 'extra' ventiel.

Op de röntgenafdeling controleerden ze of de katheter niet te dicht bij mijn hart zat. Door het midden van de foto zag ik een zwarte streep; alsof ik gebarsten was. Daarna wachtte de dialyseafdeling. Mijn allereerste dialyse-ervaring was traumatisch. Tien jaar verder, deze keer langzaam naar de behandeling toegegroeid én voorzien van die eerdere ervaring, was ik in een meer berustende stemming.

Ik kreeg een plaats in een kamer met drie oudere patiënten. De verpleegkundigen waren vriendelijk en sloten mij aan. Het doorspoelen kon beginnen, de slangen werden rood en ik dook in mijn boek. Gebliep en gezoem, het zou mij een zorg zijn, ik was in de avonturenwereld van Wilbur Smith.

Twee uur later was mijn eerste spoeling een feit.

Thuis kreeg ik het gevoel alsof er een gloeiende pook in mijn borst zat. Nieuwsgierig keek ik in de spiegel. Ik zag pimpelpaarse en jodiumoranje vlekken, een circa vijftien centimeter lange en smerig uitziende worm onder mijn huid, twee slangetjes met gele dopjes net boven mijn rechter tepel en hier en daar stugge zwarte hechtingdraadjes. Ik barstte van de hoofd-, nek- en wondpijn. De rest van de dag lag ik in bed. Lamgeslagen.

Na de tweede dialyse had ik het gevoel of ik het al jaren deed. Ik ging het ziekenhuis binnen, sloot me voor de buitenwereld af, dook in een boek en onderging gelaten de dialyse.

Jullie zonden mij veel vragen toe over het dialyseproces. Ik zal jullie daar nu iets meer over vertellen.

De eigenlijke dialyse vindt plaats in de kunstnier. Dit is de doorzichtige kunststofcilinder aan de linkerkant van de dialysemachine. In deze cilinder lopen in verticale richting een groot aantal membranen. Aan de onderzijde stroomt het bloed de kunstnier in. Aan de bovenzijde stroomt er spoelvloeistof in. Bloed en spoelvloeistof stromen dus in tegengestelde richting langs de membranen. Afvalstoffen, zouten, zuren en overtollig vocht uit het vervuilde bloed worden via de membramen in de aanzuigende spoelvloeistof opgenomen. De membramen zorgen voor de selectie van deze stoffen. Het gezuiverde bloed verlaat aan de bovenkant de kunstnier. Aan de onderkant verlaat de verzadigde spoelvloeistof de kunstnier. Deze wordt na gebruik weggegooid.

De veel grotere dialysemachine bewaakt het gehele proces. Er vinden voortdurend controles plaats. Bijvoorbeeld van de temperatuur, de druk en de samenstelling van de spoelvloeistof, de bloeddruk, of er geen lek ontstaat in de membramen en of er zich geen kleine luchtbelletjes in het bloed bevinden.

Naast de controles stuurt het toestel diverse processen aan. Het verwarmt de spoelvloeistof zodat het bloed op de juiste temperatuur blijft, pompt het bloed rond, regelt de druk van de spoelvloeistof (die lager moet zijn dan de bloeddruk om de ultrafiltratie efficiënt te laten plaatsvinden) en regelt de samenstelling van de spoelvloeistof.

Een dialysebehandeling duurt gemiddeld vier uur. Per behandeling stroomt er ongeveer veertig tot zestig liter bloed door de kunstnier. Uitgaande van vijf liter lichaamsbloed, stroomt de volledige bloedvoorraad dus zo acht tot twaalf keer door de machine. Toch kan de kunstnierbehandeling maar maximaal tien tot vijftien procent van de normale zuivering door gezonde nieren leveren! Bovendien neemt de machine lang niet alle functies van de nier over. Daarom neemt, als gevolg van de voortdurend aanwezige gifstoffen in je bloed, ieder jaar je sterftekans aanzienlijk toe. Ondanks de dialyse!

Beste vrienden, het moest zo zijn. Dialyse is nu een feit. Eens hoop ik vanuit deze beperking weer vrijheid te ontdekken.

Ik heb al zo veel geluk gehad en opnieuw overkomt het mij. Toch ervaar ik nu een zekere gêne tegenover mijn dialyserende medepatiënten. Ik stel mijzelf de vraag: waarom hebben zij dat geluk niet en ik wel? Het is niet eerlijk. Is het gewoon zo?

Ik denk…

Ik onder het vergrootglas

Wat als je sliep? En wat als je, in je slaap, droomde? En wat als je, in je droom, in de hemel was en daar een prachtige, mysterieuze bloem plukte? En wat als, toen je wakker werd, je die bloem in je hand had? Ah, wat dan?
Coleridge

Lanzarote, Puerto Moro: 9 augustus 2000. Zilte zeelucht prikkelt mijn neus. De branding slaat met een rustgevend ritme op de steile rotskust. Een gitzwarte nacht omsluit mij. Beschut voor de wind in een natuurlijke lavakuil en mijzelf beschermend met wollen dekens tegen de kou, staar ik in stilte naar het duizelingwekkende firmament. Ontelbare sterren flikkeren. Nu en dan ontdek ik een vallende ster, te snel voor een wens. Ik herken sterrenbeelden.

Flakkerende kaarsjes in de wand van de kuil stralen hun warme licht op de mensen rondom mij. Een vriendin beschermt haar baby met een mantel van dekens. Ze koestert haar kindje en voedt het aan haar borst; een soort Mariaverschijning. Een vriend kroelt met zijn in diepe slaap verzonken honden. José ligt warm tegen mij aan. Samen staren we naar de kosmos, de ruimte waarin alles ligt besloten. Verwondering in diepe stilte.

Mijn geest opent zich en gedachten drijven uiteen. Ik zoek gezond verstand tussen de sterren. Ze komen als een prachtig mozaïek met een duizelingwekkende snelheid op mij af. Versplinterd in tijd en ruimte kom ik los van grond en zwaartekracht, verlies mijn evenwicht en tuimel gewichtloos omhoog in een oneindig zwart gat. Zwart dat nauwelijks te beschrijven is, zo zwart dat het bijna lichtgevend is. Sterren schieten met de snelheid van het licht links en rechts aan mij voorbij. Ik tol en raak duizelig van het niets en alles.

Een ster ligt recht op mijn route. Hij komt van ver en is aanvankelijk heel klein. Hij groeit en groeit, steeds verder. Tot er alleen nog maar dat prachtige licht is. Een botsing lijkt onvermijdelijk. Uit alle macht probeer ik te voorkomen dat ik word opgeslokt. Mijn benen schoppen, mijn armen graaien in paniek, ik raak totaal verblind door het licht. Overgave, verder verzet is zinloos.

Plotselinge stilstand. Al mijn angst vloeit weg. Tot mijn verbazing voel ik mij onwezenlijk gelukkig. Hier heerst wijsheid en volmaakte harmonie. Er is iemand tussen het licht en mij. Mysterieus, maar toch vooral warm, vertrouwd, eigen en vervullend. Rust, stilte. Ik voel mij de schaduw van die persoon. Een heel vertrouwde stem roept aanzwellend mijn naam:

'André! ANDRÉ!'

'André! Hé... gekkie! Wakker worden joh!'

José kruipt nog dichter tegen mij aan.

Ook nu riep de werkelijkheid mij tot de orde. Helaas op een onvergelijkbaar minder prettige wijze. Geen warme vertrouwde stem, geen 'bloem in mijn hand', slechts een kille en absurde werkelijkheid. Ik moest terugdenken aan het miertje van weleer. Het vergrootglas werd nu kennelijk op mij gericht. De brandende pijn was ondraaglijk. Een spoedopname volgde en nieuwsbrief 7 schreef ik provisorisch in het regioziekenhuis. José verwerkte de tekst en zond hem uit.

Nieuwsbrief 7, 23 april 2004.
Het was een heftige week. Afgelopen dinsdag werd ik met spoed in het regioziekenhuis opgenomen.

Waarom ik? Die vraag stel ik mijzelf al lang niet meer. Een andere vraag spookt wel door mijn hoofd: waarom zo veel pijn? Wat is de functie van zo veel pijn? De helft was toch ook voldoende?

Na verzending van nieuwsbrief 6 ging het snel mis. Vrijdagnacht werd ik overvallen door hevige pijnen in mijn borst, nek en hoofd. Ik trilde over heel mijn lijf en was kotsmisselijk. Ik vreesde voor een bloedinfectie via de katheter.

Tot overmaat van ramp moest José zaterdagochtend examen doen voor een module van haar personeelsmanagementopleiding. Het was een lange nacht, een hel. Ze had zo hard geleerd voor dat examen. Ik voelde mij enorm schuldig. Ze wilde mij in deze toestand niet alleen thuislaten. Maar ik heb haar min of meer gedwongen de knop om te draaien en dat examen te gaan doen. Met grote tegenzin liet ze mij thuis achter.

Er trad later die zaterdag een lichte verbetering op. Het was plotseling gekomen. Zou het ook zo snel verdwijnen? De situatie leek zich zondag en maandag verder te verbeteren.

Dinsdagochtend sloeg het noodlot toe: ongecontroleerde trillingen in al mijn spieren, koude koorts, onlesbare dorst, hoge bloeddruk en overal stekende en brandende pijn. José belde de dienstdoende arts van het regioziekenhuis. Hij gelastte ons direct naar het ziekenhuis te komen.

Ik werd opgewacht bij de spoedeisende hulp. De mallemolen kwam direct op gang. Op een brancard, gordijntjes dicht, aansluiten op de monitor, bloeddruk en temperatuur meten, infuus aanbrengen, bloed afnemen, naar de röntgenafdeling voor longfoto's. Een arts stelde tussendoor vragen en verrichtte aanvullend lichamelijk onderzoek. Ik kreeg uit voorzorg breedspectrumantibiotica toegediend.

Na lang wachten volgde opname.

Ik was doodziek en lag van het ene op het andere moment in het ziekenhuis.

Naast mij lag een niet aanspreekbare parkinsonpatiënt continu luid te kreunen. Ik kon het niet verdragen. Een kamer verderop lag een vrouw met psychoses. Snerpend en compleet hysterisch riep ze constant: 'Hannie, hannie, hannie... Kijk uit! Hannie, hannie, hannie...' Het leek wel of ik in een gekkenhuis was beland.

De nacht was verschrikkelijk. De patiënt naast me slaakte constant harde kreten, de vrouw schreeuwde de gehele nacht haar ijzige boodschap en ik was zo ziek als een hond. Geen oog deed ik dicht, zelfs niet na twee slaappillen.

Gelukkig werd de man overgeplaatst en leek de psychotische vrouw van het toneel verdwenen; misschien was 'Hannie' veilig. Ik kwam tot rust en sliep veel. Voor een meer gerichte behandeling moest ik wachten op de laboratoriumuitslagen.

Geen cent was ik waard. Mezelf wassen betekende een uur buiten adem. De koorts en bloeddruk daalden gelukkig tot meer acceptabele waarden.

De volgende dag kreeg ik een nieuwe buurman; tot mijn grote verbazing een oud bekende. Nico, een medebewoner uit het appartementencomplex waar ik met José vroeger had gewoond. Hij leed aan een acute nierinsufficiëntie en was doodziek. Ondanks onze ellende werd het gezelliger op de kamer. We deelden ons leed.

Ik kreeg een agressiever antibioticum toegediend. Uit de eerste laboratoriumuitslagen bleek dat ik leed aan een bacterie-infectie. Voor exacte determinatie was meer tijd nodig. Ik maakte mij behoorlijk zorgen over mijn katheter. Die slang onder mijn huid vandaan trekken en weer een nieuwe aanbrengen..., ik moest er niet aan denken. Mijn borst en hals waren nog totaal beurs van het inbrengen.

'Menleerl Blek, menleerl Blek!' Ik werd verstoord in mijn slaap door een uiterst vriendelijke Aziatische zaalarts (ik zal het volgende citaat in ABN schrijven. De werkelijke versie was nauwelijks verstaanbaar).

'We hebben het kwade beestje gevonden, het is de Staphylococcus aureus.' Met heel veel handen- en voetenwerk bracht hij mij aan mijn verstand dat ik leed aan sepsis, een bloedvergiftiging door schadelijke bacteriën.

Een nog specifiekere bestrijding met antibiotica volgde. De zaalarts gaf mij het idee dat we op de goede weg waren. Ook vertelde hij dat mijn katheter gespaard kon blijven.

Nog geen uur later werd ik opnieuw wakker gemaakt door onze altijd lachende oosterling: 'U gaat straks dialyseren en dan gaat "het lijntje" eruit. Tot morgen.' Hij liet mij in verbijstering achter. Deze arts leek mij iemand die vrolijk zou kunnen binnenvallen alsof je de loterij had gewonnen en die je dan vervolgens lachend zou vertellen dat je op sterven lag.

Ik vroeg een gesprek aan met de dialysearts.

'Dokter, ik krijg tegenstrijdige informatie. Gaat mijn katheter er nu wel of niet uit? Hij gaat er alleen uit als u me van de noodzaak kunt overtuigen.' Hij overtuigde mij. De haard van de infectie moest rigoureus worden aangepakt. Mijn katheter werd verwijderd. Vanwege het getunnelde karakter zat hij behoorlijk vast onder mijn huid. Dat die verwijdering geen onverdeeld genoegen was, zullen jullie begrijpen.

De volgende ochtend voelde ik mij een ander mens. Nog steeds zwak en in zeer slechte conditie, maar opvallend meer het ventje. Omdat ik verlost was van de katheter, mocht ik zelfs douchen. Een eenmalige kans zou blijken. Lekker scheren, een schone pyjama, een andere André in bed. En wat schetste mijn verbazing? Onze altijd lachende zaalarts met feestelijk nieuws: 'Menleerl Blek, stlaksj nieuwe laintje, stelkte.'

Voordat ik er erg in had lag ik weer in die kleine martelkamer. Groene lakens, jodium en gemene prikken in mijn toch al geruïneerde borstkas. Ik kreeg mijn tweede katheter.

Ditmaal een kleine, enkelvoudige en godzijdank niet-getunnelde.

De communicatie en organisatie in dit ziekenhuis zijn een ramp. En dan heb ik het niet over de clowneske Aziatische zaalarts. Ik zou jullie een lange lijst voorbeelden kunnen geven. Tegenstrijdige informatie, slechte communicatie intern én tussen de verschillende afdelingen, dagelijkse fouten bij de medicijnenuitgifte, veel fouten bij de maaltijden, incompetent en ongemotiveerd personeel, het houdt niet op. Het lijkt wel een stuurloos schip. Alsof iedere vorm van management ontbreekt. Iedereen doet maar wat, vaak ook nog gestrest en onvriendelijk. Zo bizar heb ik het nooit meegemaakt.

Net voor ik naar het ziekenhuis ging, zat ik thuis trillend in mijn stoel. Timba, onze collie, ging recht voor mij zitten en keek me strak aan. Voorzover een hond droevig kan kijken, toonde hij zijn droevigste blik. Hij begreep dat het 'foute boel' was en legde zijn kop zwaar op mijn schoot, zijn reebruine ogen schuin omhoog gericht. Sindsdien is hij van slag. José vertelt hem dagelijks over mij. Hij luistert dan aandachtig en trekt zijn prachtige kop schuin. Aan het eind van haar verhaal pakt hij – iedere keer weer – een kluif en gooit hem in de lucht. Hij weet dat ik weer terugkom.

Gelukkig was het vergrootglas maar even op mij gericht. In nieuwsbrief 8 verwoordde ik mijn thuiskomst en gaf met een terugblik een kritische reflectie op mijn ziekenhuisopname.

Nieuwsbrief 8, 4 mei 2004.

Ik val gelijk met de deur in huis: ik ben weer thuis!

Na elf dagen ziekenhuis kwam er op Koninginnedag een einde aan een in meerdere opzichten beroerde periode. Met een beetje verbeelding waren alle uitgehangen vlaggen voor mij. Timba verwelkomde mij met een langdurig en diep wolvengehuil. Zeer bijzonder, omdat hij dat op die wijze nog nooit had gedaan. Zijn roedel was weer compleet. Met zijn borst vooruit liep hij fier te paraderen in de huiskamer.

Ik zou blij moeten zijn, maar het lukt nog niet. 'In mineur en niet mijzelf' is de beste omschrijving van mijn gemoedstoestand. Ik herkauw de ziekenhuisgebeurtenissen. Daar komt nog bij dat mijn conditie absoluut frustrerend is, ik nog steeds zware antibiotica gebruik en heel erg moet wennen aan het stramien van de dialyse.

Tijdens de elf dagen ziekenhuisopname viel ik twaalf kilo af. Ik realiseer me nu ook dat de sepsis een levensgevaarlijke situatie was. Weer heb ik blijkbaar geluk gehad.

Nooit zal ik wennen aan het regiem van een ziekenhuis zoals ik dat tijdens déze opname heb ervaren. De systematische depersonalisatie, het onderworpen worden aan regels en bepalingen van een soort gevangenissysteem. Niet langer een onafhankelijk persoon. Ik werd zwaar onderschat in mijn kennis en eigen verantwoordelijkheid. Ik hoorde niet meer bij de buitenwereld en voelde mij vernederd, geïnfantiliseerd en gedebiliseerd.

Van een tweepersoonskamer werd ik – met 'mijn broeder in de strijd' Nico – verhuisd naar een zespersoonskamer. Nog geen meter ruimte tussen de bedden. Een niet functionerend ventilatiesysteem. Een toilettafel met een wasruimte van één vierkante meter, afgebakend door een groezelig gordijn, strak geklemd tussen het eerste bed en de patiëntenkasten. Alleen een klein geschapen acrobaat kon zich hier met enige privacy wassen. Eén tv per drie bedden, op een onmogelijke plaats opgehangen. Eén van de twee was trouwens kapot. Op de gehele gang drie regelmatig ongelooflijk smerige toiletten. Jullie kunnen je niet indenken waar ik de stront allemaal heb gezien. Erger nog, jullie willen niet weten hoe lang het duurde voordat het – op mijn verzoek – werd schoongemaakt.

En in de politiek maar discussiëren over de rechten van gevangenen en de ethische bezwaren betreffende meer criminelen op één cel. De status van patiënt is blijkbaar lager. Zijn ethische normen voor hen te kostbaar? Maar moet zorg niet per definitie ethisch zijn?

Tel bij dit alles de mensonterende arrogantie van sommige artsen en de schrijnende onervarenheid van menig verpleegkundige op. Ik kan jullie verzekeren..., de duivel drijft in je. O ja, ik zou het bijna vergeten te vermelden, ik was ook nog eens doodziek. Details en voorbeelden van fouten zal ik jullie besparen. Deze opname heb ik ervaren als hemeltergend en mensonterend.

Toch ontmoette ik gelukkig ook geweldige mensen, die hun werk met de grootst mogelijke bezieling verrichtten. Artsen, verpleegkundigen, een maatschappelijk werker, diëtistes, een geestelijk verzorger. Vakmensen die met de juiste intentie werkten. Zij konden de kar helaas niet alleen trekken. Als een verpleegkundige mij toevertrouwt: 'Ik werk hier al dertig jaar, vroeger was ik trots op dit ziekenhuis, maar nu durf ik in gezelschap niet meer hardop te zeggen waar ik werk', zegt dat mij alles.

Over bepaalde artsen wil ik het volgende kwijt: een gelikt, zelfgenoegzaam en vermeend onbedreigd type, zonder enige merkbare empathie. Dol als ze waarschijnlijk zijn op hun eigen gezondheid, zijn ze toch nog gekker op de symptomen van ziekte bij een ander. Ze zullen het niet hardop zeggen, maar eigenlijk vinden ze patiënten maar domme soortgenoten. Vanuit hun superieure visie zien ze zichzelf bijna als de kroon op de schepping. Met het nodige dedain spreken ze over dé kwaal met díé bepaalde symptomen. Trots als ze zijn over hun vermoedelijk juist gestelde diagnoses en ingestelde therapieën, spreken ze hun collega's pochend aan. Als Harry Potters zwaaien ze hun toverstokjes en voorzien hun in polonaise volgende meelopertjes van – voor de patiënt onbegrijpelijke – opdrachten. Daarbij laten ze 'de afhankelijken' in totale verwarring achter. De volgende dag staan er dan – zonder enige uitleg – nieuwe potjes met bontgekleurde toverboontjes op hun nachtkastjes. 'De kwaal' neemt ze vervolgens verkeerd in. Als de patiënt de verpleging later zo tactisch mogelijk aanspreekt op de gebrekkige voorlichting, voelt die zich aangevallen en wordt de patiënt – onder het motto 'we hebben het toch al zo druk' – nog meer monddood gemaakt dan hij of zij al was.

Ik drijf uiteraard de spot met de gebeurtenissen, maar voor een aantal medepatiënten was dit wel degelijk de ervaren realiteit. Slechts weinig patiënten durven werkelijk van zich af te bijten en openlijk kritisch te zijn. Er is niets moeilijker voor een patiënt dan op te staan tegen zijn behandelend arts. Ook voor mij.

Ik vrees de mogelijkheid van totale afhankelijkheid en machteloosheid door ernstige ziekte of ouderdom. Volledig onderworpen zijn aan artsen met een dergelijke mentaliteit is mijn zwartst denkbare nachtmerrie.

Ik kreeg er een maatje bij, de heer Van der Linden. Een deftige man van mijn vaders leeftijd. Evenals Nico was hij overvallen door een acuut nierfalen. Ik keek als het ware in een spiegel. Mijn wanhoop, depressies en ingestorte wereld van twintig jaar geleden, zag ik terug bij Nico en meneer Van der Linden. Van de één op de andere dag werkten hun nieren niet meer. Wat waren zij ziek en zonder hoop. Deze arme mensen ontvingen op de afdeling totaal geen mentale ondersteuning. Plotseling moesten ze driemaal in de week dialyseren. Hun wereld stortte in. Ze werden behandeld alsof het ging om een alledaags griepje. Tijdnood? Routine?

Op een gegeven moment kreeg Nico het zo benauwd van al het vocht rond zijn hart en longen, dat zuurstof niet meer baatte. Hij dacht dat hij stikte en raakte volkomen in paniek. Met spoed werd hij naar de intensive care overgebracht. Dat raakte mij. Ik heb geleerd mijzelf als ziekenhuispatiënt te beschermen tegen het leed van anderen. Toch kon ik Nico niet loslaten. Er waren te veel raakvlakken: oud buurman, nieren dialysepatiënt, vijf dagen samen in een tweepersoonskamer en evenals ik een ironisch gevoel voor humor.

Toen Nico terugkwam was hij schijnbaar kilo's lichter. Een mager bekkie en van die grote bolle ogen, als van Marty Feldman. Alsof er druk opstond. Hij keek mij met zijn lege blik apathisch aan. Ik vroeg hem: 'Jeetje man, hebben ze jou helemaal leeggezogen?' Er verscheen een grijns op zijn gegroefde spitse gezicht. Met een zwak stemmetje antwoordde hij: 'Tot op de laatste druppel. Ik ben zo droog als de tieten van mijn betovergrootmoeder.' Met zijn speciale humor hoorde Nico er weer snel bij.

Nico was kwaad en verzette zich hevig tegen de diagnose. Meneer Van der Linden was verdrietig en emotioneel. Voorzover het binnen mijn mogelijkheden lag, heb ik getracht ze enige steun te geven. Hun emoties waren zo herkenbaar. Ik werd een beetje hun raadsman. Het ontstond. Hele dagen vuurden ze hun vragen op me af. Over dialyse, medicijnen, transplantatie en over mijn donoren.

De dialyseafdeling is – in tegenstelling tot de verzorging in de rest van het ziekenhuis – geweldig. Wat een bevlogen en gedreven verpleegkundigen werken daar. Tien jaar geleden was mijn ervaring met deze afdeling nog negatief. Gelukkig is de kwaliteit verbeterd.

Dialyse blijft een nare ervaring. Ik zal nooit aan die routine wennen. Vier uur in een stoel, plus een kwartier voor het aansluiten en een kwartier voor het afsluiten. Dan nog de reis van en naar het ziekenhuis. Het kost alles bij elkaar zo'n vijfeneenhalf uur. Voor het transport ben ik afhankelijk van José. Ze moet daarbij langzaam optrekken en met beleid de bochten nemen, anders kots ik de auto onder. Na iedere dialyse voelt het namelijk of ik te zwaar heb gesport. Regelmatig ben ik duizelig en slap, of krijg ik spierkrampen. Meestal ben ik tot op mijn bot verkleumd van de kou. De laatste tijd heb ik ook last van dialysekaters. Bonkende hoofdpijnen en beroerdheid zijn het gevolg. Alleen slapen helpt dan. Je dag is dus volledig naar de klote. Als dat je drie keer in de week overkomt, is het moeilijk vrolijk te blijven.

Natuurlijk heb ik jullie nu helemaal afgeschrikt, maar misschien willen sommigen van jullie mijn dialyse eens van dichtbij meemaken. Als die wens bestaat, laat mij dat dan weten. Ik ga het dan 'vrolijk' regelen.

Zoals ik jullie aan het begin al zei, ik heb mijn draai nog niet gevonden. Ook ben ik veel zwakker dan ik zou willen. Wel is het een geweldige winst dat mijn eten weer beter smaakt. De strenge vochtbeperking ervaar ik als een zware last. Ik maal een klein glas vol ijsblokjes en voeg daar een beetje limonade aan toe voor de smaak. Met een theelepeltje lepel ik dan het glas leeg. Hier doe ik uren over. Zodoende blijft mijn mond fris en het dorstgevoel redelijk beheersbaar. Het is een leerproces. Je bent immers zo gewend om heerlijk door te klokken.

Ik moet ook wennen aan een andere slaaphouding. Door de katheter kan ik niet meer op mijn favoriete zij liggen.

Geleidelijk aan probeer ik weer steeds langer op mijn benen te staan. Er is vrijwel niets over van de spiermassa van mijn bovenbenen. Ze zijn tot dunne staakjes geslonken. 'Gebruik het of verlies het' (*use it or loose it*), zeggen we in de fysiotherapie. Ik ben daar nu de levende illustratie van.

Zondag hebben José en ik voor het eerst weer een wandeling gemaakt. Het was echt afzien. Natuurlijk had ik mezelf weer eens overschat, maar het 'gebruik-het-principe' heb ik volledig toegepast. Mijn benen worden al weer iets sterker. We gaan nu ons best doen om een nieuwe balans te vinden in het bewegen.

We leven toe naar de laatste onderzoeken van José; de CT-scan en het vaatonderzoek (angiografie). Volgens de planning moeten alle onderzoeken half mei afgerond zijn. Misschien komt dan de transplantatie in zicht. We houden jullie op de hoogte. Het gaat er nu steeds meer om spannen.

Tot besluit. Niet het minst belangrijk, want het 'gewone' leven gaat ook door: José is geslaagd voor haar op één na laatste module van de hbo-opleiding personeelsmanagement.

De lege stoel

Hoe wilt u de dood begrijpen? U begrijpt het leven nog niet eens.
Confucius

Waarom heeft u me teruggehaald, dokter? Het was zo prachtig!
Uitspraak van patiënt na een bijna-doodervaring

Je ontmoet hem zacht, ontluisterend, stilletjes, creperend, op slag, in het harnas, in strijd of insluimerend. Bij klaarlichte dag of in het holst van de nacht. *Hodie mihi, cras tibi*; heden ik, morgen gij. Onontkoombaar komt onze dans ten einde.

De dood verbijstert, verwondert en roept eeuwige vragen op. Vragen van de ziel, vragen van de geest, vragen over het leven en het universum. Confrontatie met de dood is een bewustwording van je eigen eindigheid, veroorzaakt verdriet om een onafwendbaar gebeuren. We houden intens van het leven, gedachten aan de dood zijn vrijwel onverdraaglijk. Maar is het leven denkbaar zonder de dood? Betekent het één iets zonder het ander? Onze verknochtheid aan het land der levenden is zo groot, dat we ons kunnen afvragen hoeveel we huilen om onszelf bij de dood van een ander. Welk deel van ons verdriet is dan zelfmedelijden?

We aarzelen en twijfelen in geloof en ongeloof, maar verlangen vooral naar een eindeloze en zinvolle voortzetting van het leven. Leven met een eeuwigheidsperspectief is immers zo veel positiever.

De ziel is ons geweldig dierbaar, vinden wij van het allergrootste belang, is van nature egocentrisch, schenkt de mogelijkheid ons in anderen te verplaatsen en aan de directe werkelijkheid te ontsnappen. Een uiteindelijk 'niets' maakt het leven schijnbaar zo volkomen zinloos. Alles wordt dan niets.

Maar bovenal vinden wij het onverdraaglijk om dierbaren voor altijd te moeten missen. Plato verhaalde in zijn *Phaedo*: 'Laten wij dus dit overwegen, of de zielen der gestorvenen bestaan of niet'. Hoop op meer schenkt troost, geeft zin. Niets blijkt dan alles.

Magere Hein naderde soms gevaarlijk. Plotseling. Als een duvel uit het niets. Zijn zeis scheerde dan rakelings voorbij. Meermaals ontsnapte ik ternauwernood aan zijn *danse macabre*. Vrijwel iedereen kent voorbeelden uit zijn of haar persoonlijke leven; het overkomt je in een flits, zomaar, totaal onverwachts in een alledaagse situatie.

Op die momenten was er bij mij geen sprake van een werkelijk besef. Dat kwam kort daarop. Was het slechts een samenloop van omstandigheden met een gelukkige afloop? Karma? Een ingreep van een beschermengel? Een waarschuwing of aanwijzing uit het dagboek van mijn lot?

Spectaculaire voorbeelden waar het in mijn geval bijna mis ging, de *split seconds*, het op het verkeerde moment op de verkeerde plaats zijn, herinner ik mij maar al te goed.

Twente, begin jaren zeventig. Zonnestralen boren zich fel door het bladerdek. De banden van zilveren licht vormen een scherp contrast met de donkere boswereld. Mijn broertje gelooft nog heilig dat er kabouters, elfjes en feeën huizen.

We genieten van onze vakantie in het Twentse Overijssel en toeren kriskras door de bosrijke omgeving. Een jong, gelukkig en argeloos gezinnetje, hobbelend over een droge en stoffige zandweg.

René en ik hotsen en botsen op de achterbank van de Opel Kadett. Op ons verzoek een kanariegele met brede rallybies. Ja, ouders moeten wat overhebben voor hun kroost. Pa – met stoere zonnebril op zijn hoofd – stuurt, ma doet alsof ze de kaart leest. We gieren het uit. Pa doet er nog een schepje bovenop. Rukjes aan het stuur, extra stootjes gas. Als lappenpoppen acteren we onze weerloosheid tegen de wilde en onverwachte bewegingen. Dolle pret. Ik waan me deelnemer aan een ruige rally. Gefascineerd kijk ik naar de grote stofwolken die onze 'bolide' achterlaat. Gaaf! Sluiers verdwijnen vertraagd rollend tussen de bomen en scherpen de zonnestralen aan.

Onze Kadett mindert vaart en klimt. We lachen nog wat na. De onverharde weg leidt over een in de bossen verscholen spoordijk. Over de andreaskruisen zijn jutezakken gespannen. Mijn vaders conclusie is vanzelfsprekend.

De zon schijnt fel door de voorruit.

In mijn ooghoek zie ik met grote snelheid iets naderen. Van rechts. Rood. Het is heel dichtbij. Mijn vader heeft niets in de gaten en rijdt stapvoets door. In een flits buig ik naar voren en trek de handrem met beide handen aan. De auto komt tot stilstand. De trein claxonneert oorverdovend, een kleine rode posttrein. Het scheelt nog geen meter. We ontsnappen aan een ramp. Doodse stilte. De claxon galmt in steeds lagere tonen na.

Achteraf herhaalde de film zich vertraagd in mijn hoofd. Beeldje voor beeldje. Het gebeurde in nog geen seconde. Een halve minuut daarvoor was het nog feest. Ik zag het rode monster steeds opnieuw brullend op ons af denderen en mijn handpalmen sluiten rond de handrem. Onbewust, een reflex. Het was of ik dat moment naar mezelf had gekeken: ik zweefde boven mijn lichaam, mijn handen schoten automatisch naar de zwarte hendel en trokken hem krachtig aan. Ik had niet het gevoel dat ik die handen zelf bestuurde. Wat wist ik als kind van autorijden? Mijn ouders hadden het over een beschermengel. Ik begreep niet wat ze bedoelden.

Reek, 1980. Zo veel macht, samengeperst in handformaat. Onvoorstelbare vernietigende en dodelijke kracht uitgedrukt in slechts grammen en kilo's. Werken met springstoffen fascineert en beangstigt tegelijk.

Ik volg met andere mariniers een opleiding tot explosievenexpert. Een vast onderdeel van de officiersopleiding. Geheimen worden ons geopenbaard en toevertrouwd. Het is bijna surrealistisch om in een 'gewoon' klaslokaal – met op je schoolbank diverse dummy mijnen en springstoffen – les te krijgen van een leraar, die enthousiast uitweidt over de dodelijke uitwerkingen en specifieke gebruiksmogelijkheden.

Eén moment van onachtzaamheid en je bent – zoals de instructeur het plastisch uitdrukt – met stellige zekerheid de lul. Of nog trivialer, een bloedwolk. '...dan kenne ze je met een aardappelschilmessie van de muur krabbe. Dus mannù... scherp blijve!'

Twee dagen later bouwen we een antitankmijn om tot een krachtige springlading. Dat is oneigenlijk gebruik, maar ware strijd vraagt om creativiteit. Zelfs improvisatietalent kun je ontwikkelen. We verwijderen de standaardontsteking en monteren een uiterst gevoelig slaghoedje met lange lont aan de onderzijde. Gevaarlijk precisiewerk.

'Hiermee ken je een tank laten zweven,' zegt de sergeant trots.

Op het springterrein leg ik met een maat de laatste hand aan een diepe kuil. We egaliseren nauwgezet de bodem met onze spades. De anderen staan aan de rand met de negen kilo zware schotel. Klaar om het explosief aan te geven.

Plotseling glipt de mijn – door een onverhoedse stoot van een spade – uit hun handen en dondert, met het slaghoedje naar beneden, op de bodem van de kuil.

Doodse stilte…

'Klootviolen! Ze hadden ons godverdomme bijna uit de bomen kunnen schrapen! Eén steentje op de bodem en… en…' De sergeant briest en schopt woest in het zand.

We staan als aan de grond genageld. Hij zwijgt, kijkt omhoog en slaat een kruisje.

Later aanschouwden we op veilige afstand de onthutsende kracht. Een enorme vuilzwarte fontein van zand, aarde en stenen spoot verbazingwekkend hoog de lucht in. De zware dreun en luchtdruk waren overweldigend.

De sergeant keek ons minachtend aan en knikte zwijgend in een alleszeggend gebaar.

De goden waren met ons die dag.

Jaren tachtig. Met doorgeladen uzi's in de aanslag verplaatsen we ons. Mijn buddy loopt in linie naast mij. Opperste concentratie, scherp als roofdieren. *Tsoef, tsoef.* Uit het niets springen doelen tevoorschijn; groene ballonnen, menselijke silhouetten, vriend en vijand.

Onze uzi's spuwen oorverdovend vuur en doelen spatten uiteen.

Al rennend wisselen we lege magazijnen en herladen. Twee moderne *ninja's* vol adrenaline. Mijn buddy maakt een laadfout. Zijn uzi braakt een dodelijke lading in mijn richting. Een kort salvo, het kenmerkende staccato. *Trrrrrrt.* Kogels fluiten voor en achter mij door de struiken. Bladeren vliegen, als door een herfststorm getroffen, in het rond. Ik sta er middenin.

Ik nam later een kogel mee. Opgegraven uit de zandduinen rondom. De negen millimeter koperkleurige 'ploert' pronkte jarenlang thuis op de schouw, als symbool van mijn geluk.

Jaren tachtig, een ijskoude nacht. De winter is streng, het sneeuwt licht en er drijven flinterdunne schotsjes ijs in de onrustige zee. We zetten onze LCR – een *landing craft rubber* – overboord. Een marinier springt over en houdt de rubberboot vast tegen het forse landingsvaartuig. We varen door op volle snelheid.

Mijn maat en ik stappen in volle gevechtsuitrusting over. We schuiven door naar de buitenrand om plaats te maken voor de rest van het amfibische verkenningsteam. De marinier voorin geeft de LCR iets te veel ruimte en een krachtige golf komt tussen de beide vaartuigen. De kabel trekt hem bijna overboord. Hij houdt het niet en laat los. Onze LCR wordt gelift door de golf en slaat vrijwel direct om.

Mijn zware uitrusting trekt me naar beneden. Het lukt niet mijn zwemvest te activeren. Verlamd door de kou en hevig trappelend in het zwarte water, slaag ik er niet in om boven te komen. Mijn lucht raakt op. Intense kou, niets dan inktzwart water en ontelbare witte luchtbelletjes; ze stijgen op en verschaffen mij de illusie dat ik zink.

Dit gaat goed fout, paniek. Ik stik! Uit alle macht verzet ik mij tegen overgave; er is nog geen zeenimf die mij wenkt.

Ineens voel ik een krachtige hand in mijn kraag.

Lucht! Ik zie een witte grijns en fel oplichtende ogen in een zwart gecamoufleerd gezicht en word aan boord getrokken van het deinende landingsvaartuig.

Zo worden we gedrieën van een wisse dood gered.

Scholte spuugt het zoute water uit zijn mond en sputtert: 'Kut, m'n shag is nat!' Bijna verzopen, onderkoeld, op het nippertje gered en dan drukte om z'n shag?

In de kleine en warme machinekamer van het landingsvaartuig ontdooien we langzaam.

'Zonder m'n peukies kan ik niet overleven, man,' zegt Scholte klappertandend.

Rotterdam Airport, 1983. Topsport is het. De vliegtraining in landen en doorstarten. Mijn rug is kletsnat, mijn concentratie op zijn scherpst en alle zintuigen zijn in opperste staat van alertheid. De adrenaline giert door mijn aderen.

De instructeur is een oud-marinevlieger. Een kei van een piloot. Hard en streng, onverbiddelijk en gedisciplineerd. Hij diende als piloot op de Hr. Ms. Karel Doorman. Het enige vliegkampschip dat de Koninklijke Marine ooit rijk is geweest. Ze werd in 1968 doorverkocht aan Argentinië en is sindsdien een legende, de oud-vliegeniers eveneens. Naar eigen zeggen crashte hij ooit tijdens een moeizame landing, schoot door, belandde met zijn kist in ruwe zee en werd overvaren door de Karel Doorman.

Ik zet het Franse *Robin* vliegtuig, de PH-SVA, prachtig op de drempel, als een veertje, en geef direct weer vol gas. Hoera, een modellanding. De krachtige motor loeit en onze snelheid neemt toe. We worden in onze stoelen gedrukt. Honderden meters worden in een vloek en een zucht afgelegd.

De sterke zijwind brengt ons plotseling uit koers en met mijn voetpedalen stuur ik bij. Het gaat erg stroef en ineens blokkeert het voetpedaal. Een cruciaal moment. Mijn hak blijft steken en onze kist draait te ver door. Via mijn andere voetpedaal probeer ik herstellen, maar tevergeefs. Moervast!

'Wat doe je nou? Kut!'

Het volgetankte vliegtuig maakt op volle snelheid een scherpe draai en helt slippend over naar twee wielen. Het gras komt angstaanjagend snel op ons af. Het beton schiet onder ons door. We hangen in onze veiligheidsgordels en worden wild door elkaar geschud. Via de dubbele besturing trapt de instructeur mijn voet uit de blokkade en slaagt er op het allerlaatste moment in de kist onder controle te krijgen. Nogmaals uit hij een krachtige vloek en gaat over tot de orde van de training. Een omhoog gekruld en afgebroken stukje vloermateriaal verklaart de blokkade. Alsof er de afgelopen seconden niets gebeurd is, geeft hij nieuwe instructies. Ik concentreer me weer volledig op mijn taak. De motor brult. We stijgen snel en in een steile bocht zie ik door het koepelglas het vliegveld onder mij klein worden. Een laatste *threesixtie* en de training wordt afgesloten met een keurige landing. Er wordt met geen woord gerept over de *near crash*.

Achteraf dronken we een sterke bak koffie in de vliegclub. De instructeur keek me strak aan en schudde zachtjes zijn hoofd. Na een moment stilzwijgen zei hij:

'Dat was weer eens op het nippertje… Nemen we nog een bakkie?'

Later, in mijn fases van ernstige ziekte, ontwaarde ik de nabijheid van de dood bewust en op veel indringender wijze. Magere Hein hijgde in mijn nek als een perverse stalker. De periodes voorafgaand aan de eerste drie transplantaties werden gekenmerkt door een ernstig eindstadium van mijn nierkwaal. Ik voelde het leven letterlijk uit mijn lijf wegebben.

Vanwege de geplande niertransplantaties werd in die tijd alles in het werk gesteld om het dialysestadium zo lang mogelijk – maar liever nog totaal – te vermijden. Ook in de aanloop naar de vierde transplantatie was alles gericht op dit streven. Met dat verschil, dat het kritische punt waarop tot dialyse werd overgegaan door veranderde inzichten naar voren was geschoven. Tevens werd de lage Hb-waarde eerder doeltreffend behandeld. Hb staat voor hemoglobine. Dit is de ijzerhoudende kleurstof in de rode bloedcellen waaraan zuurstof zich bindt. Het gevolg was dat ik nu, ondanks de complicaties van infecties, een onvergelijkbaar betere conditie bezat.

Maar ook nu bleek, zoals nieuwsbrief 9 verhaalt, de dood altijd nabij.

Steeds meer mensen sterven in de gejaagde omgeving van kille ziekenhuizen, naast onbegrijpelijke apparatuur en zonder de aanwezigheid van dierbaren. Clean en technocratisch. Begrip van onze eigen spiritualiteit is daarbij verloren gegaan. We zijn verleerd hoe te sterven. Sterker nog, we hebben het weggemoffeld uit ons dagelijkse leven. De dood is een taboe, een noodzakelijk kwaad. We wensen er zo weinig mogelijk mee geconfronteerd te worden.

Soms word je gedwongen…

Nieuwsbrief 9, 7 mei 2004.

Deze week was ik noodgedwongen getuige van de dood. Als een gluiperige indringer was hij daar ineens. Onverwacht, uit het niets.

Breekt ons leven dan ten slotte zinloos af als een tak van de boom?

De dialyse van 4 mei is een dialyse die altijd in mijn gedachte zal voortleven.

Het begon als een dialysedag zoals alle andere. Wachten in de deprimerende wachtruimte. Een fors aantal patiënten in een rolstoel of met rollator. Sommigen met iets lekkers voor bij de dialyse. Meerderen met een sombere blik, een enkeling iets vrolijker. Een man verdiept in zijn boek. Bekende gezichten van lotgenoten waar je nauwelijks iets van wist of waar je, op een groet na, nooit mee sprak. De één volkomen invalide door de vernietigende kracht van regelmatig vergiftigd bloed, de ander kreupel en weer anderen nauwelijks van 'normaal' te onderscheiden. Gelukkig behoorde ik nog tot de laatste categorie.

Na een korte wachttijd werd ik naar binnen geroepen.

Op nog geen vier meter afstand is ongeveer drie uur later mijn overbuurvrouw overleden. Kort daarvoor maakten we nog grapjes met elkaar.

De plotselinge doodsangst in haar ogen, de pijn. Haar gejammer: 'Oh, ik heb het zo benauwd.' Het gevecht om lucht. Radeloze paniek. Trillende handen die wanhopig naar houvast zochten. Haar gekwelde en hopeloze blik. Het steeds weer omhoog komen uit haar stoel. Trappende benen. Verkrampingen. Haar laatste ademstoot. Ik zat er met mijn neus bovenop; vastgeketend aan mijn machine, machteloos gedwongen om getuige te zijn. Waar moest ik kijken? Als ik keek, voelde ik mij een voyeur tijdens misschien wel het meest intieme moment van een mensenleven. Als ik doorlas in mijn boek, leek het net of ik volkomen ongevoelig was voor het drama dat zich voor mijn ogen afspeelde. Ik wist mij geen raad. Wat haatte ik op dat moment mijn machine; nog veel meer dan anders. Een ontluisterende ervaring.

Toen ze het benauwd kreeg sloeg de verpleging groot alarm. Een schel signaal galmde op de gang. Verpleegkundigen uit andere zaaltjes snelden toe. Er ontstond een hectisch circus in het zaaltje. Kamerschermpjes plaatsten ze schots en scheef rond haar stoel. Een crashcar werd in vliegende vaart binnengeduwd. Ik was getuige van de vertwijfelde pogingen haar gerust te stellen. Ze dienden zuurstof toe en koppelden de dialysemachine los. Het apparaat gaf voortdurend ijzingwekkende noodsignalen. Een verpleegster sloeg een dossier open en schreeuwde: 'Niet reanimeren is haar wens!' Een ander riep de dienstdoende artsen op. Het verliep kennelijk niet vlekkeloos. Ze ijsbeerde heen en weer, terwijl zij van nijd met de telefoon schudde. Eindelijk kwamen de artsen. 'Moet je nou kijken, op hun dooie gemakkie,' zei iemand in de gang. Ze werd kwaad en riep: 'Opschieten! Rennen!'

Ondanks de macht aan personeel, werd het steeds stiller achter de slordig geplaatste kamerschermpjes die nauwelijks iets voor mij verhulden. Slechts spaarzaam gefluister. Ik zag een arts zijn hoofd schudden. Een alleszeggend gebaar.

Een bed werd binnengereden. 'Eén, twee...,' en een lang gerekte 'drie-ie.' De drie ging over in gezamenlijk gekreun. Mijn overbuurvrouw werd vanuit haar stoel in het bed getild.

Een bewegingsloos menselijk silhouet, toegedekt met een wit laken, verliet de zaal. Alsof ze niets meer was, weggereden door vreemden. Einde van een mensenleven. Eenzaam, in afwezigheid van dierbaren, aan een machine, door de dood overvallen. Ik wist nauwelijks iets van haar. Alsof zij slechts een droom was geweest, een droom van een schaduw.

Kamerschermpjes weg. Opgeroepen personeel weg. Een lege stoel staarde mij aan. Een knipperend en piepend dialysetoestel met loshangende slangen en lakens op de grond als stille getuigen. Haar bloed nog in de kunstnier. Haar schoentjes nog op de haken aan het tafeltje. Van die echte lieve omaschoentjes, degelijk, diverse kleuren bruin en beige en van die kleine perforaties in de neus.

Wat wij allang wisten, werd ons officieel medegedeeld door een rood aangelopen verpleegster. Mijn andere buurvrouw begon te huilen en werd getroost. Ze boden ons iets te drinken aan. We waren nu nog maar met z'n tweetjes over in het zaaltje.

De dienstdoende verpleegkundige was duidelijk aangeslagen. 'Het was zo'n lief wijfie…' Later hebben we nog even samen zitten kletsen. Een van de artsen stelde, aan het bureau vlak naast mij, de familie telefonisch op de hoogte. Weer voelde ik mij een indringer. Waarom nou niet even apart in een kamertje? En die verschrikkelijke zakelijkheid, geen enkele hoorbare emotie.

Later bracht diezelfde dialysearts mij nog even een routinebezoek. Hij keek meer in het dossier dan naar mij. Over mijn overbuurvrouw werd met geen woord gerept. Ik kreeg het gevoel dat de persoon die ik werkelijk was, uitgewist was. Ik was voor hem alleen nog maar een van de velen met een falende nierfunctie. Dat ik toevallig getuige was geweest van het sterven van een medepatiënte, deed voor hem niet ter zake.

Ik zag haar sterven, 't lieve zwaantje,
tot aan de laatste hartenklop.
Toen viel het doek – mijn buurvrouw droogde een traantje
en 't dooie zwaantje stond nooit meer op.
Naar Toon Hermans

Het leven ging gewoon weer door. Mijn machine pompte en piepte. Verpleegkundigen deden hun controles.

Steeds opnieuw werd ik bezocht door het visioen van haar gekwelde gezicht. Een beeld van angstaanjagende en eindeloze menselijke breekbaarheid.

Toen mijn tijd bijna om was, kwam José vrolijk binnen: 'En, is alles goed gegaan?'

Wat moest ik zeggen?

Ik heb deze week een man ontmoet die dertien jaar geleden is getransplanteerd. Nu is hij dialyseverpleegkundige. We raakten in gesprek en ik vroeg hem waarom iemand ervoor kiest om na zijn transplantatie dagelijks geconfronteerd te blijven met dialyse. Mijn opvatting is juist tegengesteld. Ik heb altijd mijn best gedaan om helemaal los te komen van dat verleden.

Hij wenste zijn ervaring juist te gebruiken ten behoeve van dialysepatiënten. Bovendien kan hij als lichtend voorbeeld deze mensen hoop schenken. Daarbij gaf hij toe vooral moeite te hebben met transplantatiepatiënten die, zoals ik, weer moeten terugvallen op de dialyse. Dit was keer op keer een confrontatie met zijn eigen kwetsbaarheid. Uiteraard kwamen ook mijn ervaringen ter sprake, in het bijzonder alle familiedonaties. Destijds kon hij het aanbod van zijn broer niet accepteren. 'Mijn broer was jong en had net kinderen, ik wilde hem dat risico niet laten lopen.' Ik raakte daardoor in verwarring. Uit liefde had hij een aanbod van zijn broer afgeslagen. Daardoor had hij, wachtend op een postmortaal donororgaan, jarenlang de verschrikkelijke dialyse moeten ondergaan. Ben ik dan zo egoïstisch? Ik had weliswaar iedere keer opnieuw moeite met het aanbod, maar mijn donoren hebben mij steeds weten te overtuigen. Uit liefde. Dit maakt duidelijk dat je vanuit verschillende percepties, bewogen door diezelfde liefde, tot tegenovergestelde beslissingen kan komen.

José heeft haar CT-scan ondergaan. Dit onderzoek diende om het eerder ontdekte granuloompje in haar longen nader te onderzoeken. De uitslag krijgen we bij het eindgesprek met de professor. Voor dat gesprek moet zij nog haar laatste onderzoek ondergaan. Dit vaatonderzoek, de angiografie, zal naar verwacht het meest belastende onderzoek worden. Via de slagader in de lies brengt men dan een katheter in om de vaatstructuur en conditie van haar nieren vast te leggen. De dag daarna mag José niet werken.

Mijn conditie is op dit moment zeer slecht. Deze zwakte is onder meer het gevolg van mijn lage Hb-waarde. Mijn Hb ligt nu rond de vier en zou minimaal het dubbele moeten zijn. Alle zeilen worden bijgezet om deze waarde omhoog te krikken.

De kaliumspiegel in mijn bloed ligt boven de gestelde grenswaarde. Dit geeft weer extra risico's voor mijn hartfunctie. In het ergste geval zou ik daardoor zelfs een hartstilstand kunnen krijgen. Daarvoor slik ik nu het medicament Resonium, een goor cementachtig papje. Fruit en veel groentesoorten zijn kaliumrijk. Ze zijn daarom niet meer toegestaan.

Ik heb het gevoel dat ik puur aan het overleven ben. Het is alleen nog maar 'pappen en nathouden'. Mijn hersenen en spieren werken nauwelijks meer samen, mijn lichaam is in een gevangenis aan het veranderen. Ik haat het om het te moeten toegeven, maar ik ben nu echt een zwak vogeltje geworden; totaal afhankelijk van techniek en wetenschap.

Het drama van leven en sterven was voor mij de afgelopen periode in alle rauwheid zo zichtbaar, dat het mij onwillekeurig opnieuw bracht tot de vraag wat nu werkelijk belangrijk is. Als ik het gebeuren een plaatsje heb gegeven zal het mijn leven misschien verrijken. Is dat soms de verborgen positieve kracht die schuilt in traumatische incidenten?

Haar ademloze en wrede strijd…, hoe kun je zoiets ooit vergeten? Slaap lang en goed, lief mens. Misschien heb je achter je gesloten wimpers antwoord gekregen op de vraag die ons allemaal kwelt. Je hoeft niet meer te lijden. Ik zal je gedenken.

Op een schaal van tien naar nul

When all is shit, become a fly.
J. Holman

Vooral in deze periode achtervolgde het drama van het leven mij. Ik kon er niet van weglopen. Het haalde me telkens opnieuw weer in. Meestal kon ik dat accepteren, soms niet. Dan besefte ik niet dat de essentie van wie ik was, níét slechts bepaald werd door mijn lichaam. Ik leed dan aan mijn onvolkomenheden en tekortkomingen, aan het leven dat mij niet gaf wat ik wenste.

Op zo'n moment, als de ellende moeilijk te accepteren was, raakte ik gefrustreerd. Ik bewees mijzelf en mijn naasten daarmee bepaald geen dienst, maar het was in die gemoedstoestand een moeilijke stap om mijn eigen ongewenste gedrag te erkennen en te veranderen. Toch wist ik uit ervaring dat juist het blootleggen van mijn frustraties, bijvoorbeeld door ze te delen met anderen, mijn weg naar rust en acceptatie zou inluiden.

Nieuwsbrief 10 getuigt van een van mijn recalcitrante periodes.

Nieuwsbrief 10, 24 mei 2004.
Een shit-tijd! Zowel letterlijk als figuurlijk. Daarom ook een tijdje radiostilte van deze kant; mijn behoefte aan het schrijven van nieuwsbrieven ontbrak geheel. Kennen jullie dat? Je

hunkert uit alle macht naar vooruitgang, maar je ondervindt tegenslag; steeds opnieuw. Enorm frustrerend. Ik baal verschrikkelijk. Toch heb ik maar weer wat moed bijeengeschraapt voor deze nieuwsbrief. Ook deze fase is kennelijk een onderdeel van mijn verhaal.

Voordat ik mijn frustraties met jullie deel, eerst even de actuele stand van zaken op onderzoeksgebied:

José heef het vaatonderzoek, de angiografie, ondergaan. Dit naar verwacht meest belastende onderzoek viel haar honderd procent mee. In een steriele omgeving werd onder plaatselijke verdoving een katheter ingebracht via haar liesslagader. Op een beeldscherm kon zij alles volgen. Ze ervoer het als een fascinerende blik in de wereld van haar aorta en nieren. Dit gehele stelsel werd in kaart gebracht. Op basis van deze gegevens beslist de chirurg welke van haar nieren hij gaat verwijderen. Een vreemd idee, niet?

Binnen twee weken ontvangen we alle einduitslagen tijdens het afrondende gesprek met de professor. Formeel krijgen we dán te horen of de transplantatie doorgaat. Niets is dus nog echt zeker! Er wacht ons een spannende tijd.

Wat betreft die shit-tijd:

Eerst een kort resumé:

Teleurstelling overheerst. Met de bedoeling mijn abominabele conditie te verbeteren, werd ik half april min of meer gedwongen tot de dialyse. Heel snel daarna werd ik overvallen door een gevaarlijke bloedinfectie. Deze sepsis was het gevolg van de katheter die in mijn hals was ingebracht. Deze ingreep geschiedde in een piepklein kamertje, dat voor allerlei doeleinden – ook niet-chirurgische – werd gebruikt. Tot mijn grote verbazing hoorde ik achteraf dat het kamertje zelfs voor de isolatie van MRSA-patiënten werd gebruikt. De gevreesde en moeilijk te bestrijden ziekenhuisbacterie! Het gebruikte echotoestel was voorzien van een laagje stof en de arts, die zijn kont in de kleine ruimte niet kon keren, trok de sterile kleding over zijn privékleding aan terwijl hij half klem zat tussen mijn bed en het gore echoapparaat. Toen ik binnen twee dagen na de ingreep geïnfecteerd bleek te zijn, lag mijn conclusie voor de hand. Ik ben er zelf van overtuigd dat ik de infectie aan het regioziekenhuis te danken heb, maar kan niets bewijzen. Het heeft ook helemaal geen zin om boos te zijn of er te lang bij stil te blijven staan. Gedane zaken nemen toch geen keer. Mijn energie kan ik beter gebruiken voor mijn toekomst.

Ik was dus van de één op de andere dag dood- en doodziek. Ziekenhuisopname en een zware antibioticakuur volgden. Begin mei werd de antibioticakuur afgerond. Mijn conditie was op dat moment tot een zoveelste dieptepunt gedaald. Te moe voor alles, ziek van de onmacht, maar ondanks alles, vreemd genoeg, vol goede moed.

Na het beëindigen van de antibioticakuur dacht ik van de grootste ellende af te zijn. Nou vergeet het maar! De volgende kink in de kabel diende zich aan. Een waar shit-aspect. Mijn darmen raakten totaal verstopt. Alsof mijn lijf volgestort was met cement. De beëindiging van de antibioticakuur, een staalpreparaat in verband met mijn lage Hb-waarde en dat gore gipsachtige drankje om kalium te resorberen, veroorzaakten tezamen dat mijn dikke darm dichtgemetseld werd.

Vanwege mijn gebrek aan vertrouwen in de back-up van het regioziekenhuis, probeerde ik het probleem eerst zelf op te lossen. Ik stopte tijdelijk met het drankje, at naar oud marinegebruik ontbijtkoek, probeerde iets meer te bewegen en regelde via mijn huisarts een klysma. Het hielp allemaal geen donder. Het was net of er een versteende strontprop voor mijn gaatje zat. Ik vind het heel gênant om te zeggen, maar op een gegeven moment heb ik – volkomen ten einde raad – zelfs getracht met een vinger de verstopping los te peuteren. Soms staan wij dichter bij de apen dan we zelf willen toegeven.

De hele dag had ik aandrang, maar mijn 'donkere kindje' daalde niet in. Met pijn in mijn buik, zowel door angst om opnieuw opgenomen te worden, als door de verstopping, meldde ik mijn klacht tijdens de eerstvolgende dialyse. 'Oh joh, maar dat komt vaker voor…, dáár hebben we een prima drankje voor, dan wordt het lekker zacht en smeuïg,' de arts grijnsde daarbij veelbelovend, bijna smakelijk. Ik was allang blij dat hij niet over opname begon.

En zacht werd het! Godallemachtig. Vijftien keer per dag naar de wc en de hele dag borrelende buikpijn. Ik spoelde het laxeermiddel door de gootsteen en hoopte op verbetering, op een middenweg tussen keihard en waterdun. Jammer dan, het werd zelfs zachter dan zacht. Mijn buikpijn verergerde. Ik hoorde de stront klotsen in mijn geïrriteerde ingewanden. Ik ging over op een dieet van droge beschuit en rijst. Alles droger dan droog. Het hielp wederom geen ene zier. Dus besloot ik – met lood in de schoenen en hangende pootjes – de dienstdoende arts op de hoogte te brengen. Het was Hemelvaartsdag en wat bleek: er was helemaal geen dienstdoende dialysearts in het ziekenhuis aanwezig en, behalve voor noodgevallen, was deze ook niet thuis te bereiken.

Na lang telefoneren kreeg een verpleegkundige eindelijk een arts-assistent te pakken. Deze gaf telefonisch opdracht tot een bloed- en feceskweek. De uitslag zou even op zich laten wachten. Leuk, dacht ik, heeft José een paar daagjes vrij, zit ik straks de hele tijd op de plee met klotsende buikpijn.

Aan het eind van de dialyse kwam een broeder met een stalen pan en twee kleine potjes en een plastic lepeltje, 'Zou het lukken?'

'Man, ik heb vier uur zitten knijpen, wat denk je?' Hij lachte luid. Mijn kleine nichtjes vinden poeppraatjes om te gieren. Kennelijk blijven volwassenen op dat gebied kind. Verpleegkundigen vinden alles normaal, maar ik zal wel nooit wennen aan dit soort rituelen. Wat ben ik blij dat ik fysiotherapeut ben. Liep ik daar met mijn pannetje. En dan te bedenken dat onder patiënten, naast broederschap, een bepaald soort van leedvermaak heerst. Jullie hadden die grijnzen op die smoelwerken moeten zien.

Een aantal dagen later werd er gebeld. José nam op, want ik woonde uiteraard op de plee. Mijn kwelgeest was gevonden. Een kwade en moeilijk te bestrijden bacterie – de *Clostridium difficile* – was welig gaan tieren in mijn darmen. Deze boosdoener schijnt vaker problemen te veroorzaken na een zware antibioticakuur. Veel mensen hebben deze bacterie zonder problemen in hun darm. Als je darmflora verstoord raakt, in combinatie met een verminderde weerstand, ziet deze bacterie zijn kans schoon. Hij slaat dan driftig aan het vermenigvuldigen. De aangegeven remedie, je houdt het niet voor mogelijk: antibiotica!

Dus vol goede moed ben ik weer aan de antibiotica; tien dagen deze keer. Op een schaal van hard (10) naar waterdun (0), schijt ik nu categorie 1. Ik maak dus al enige vooruitgang. Mijn achterkwartier lijdt 'tussen twee haakjes' aan schraalheidsfactor 10.

Een geheel ander aspect dat mij behoorlijk stoort, is de enorme jeuk. Het is een bekend bijverschijnsel van dialyse en een falende nierfunctie. Ik zou jeuk ook kunnen plaatsen op een metrische schaal. Van helse jeuk (10), via jeukvrij (0), naar gewenste kriebel (-1). Wat ik nu ondervind, valt in categorie 9, dus bijna niet te verdragen. Ik word 's morgens wakker met blauwe plekken van het jeuken. Overdag krabbel ik soms tot bloedens toe mijn huid kapot. Ik kan me dan niet meer beheersen. De ellende is, als je begint wordt het steeds erger. Medicijnen tegen de jeuk wil ik zo lang mogelijk uitstellen, ik heb al bijwerkingen genoeg.

Samenvattend: het zit tegen en daar baal ik behoorlijk van. En dan te bedenken dat ik al deze extra ellende nog steeds te danken heb aan die eerste twijfelachtige infectie. Het was allemaal zo onnodig geweest. Gelukkig is mijn Hb wel significant gestegen, maar wat heb je aan een beter uithoudingsvermogen als je de hele dag aandrang hebt? Oké, ik ren iets sneller naar de plee.

Diarree droogt je uit. Als je, zoals ik, aan een vochtbeperking gebonden bent en er bovendien tijdens iedere dialyse veel vocht aan je lichaam wordt onttrokken, schuilt constant het gevaar van uitdroging. Het is dus balanceren op een dun lijntje. Ik blijf echter zo optimistisch mogelijk en hoop dat ik binnenkort kan spreken van de betere conditie waar het toch allemaal om begonnen is.

Tot zover de laatste ontwikkelingen.
Shit!

De grote verrassing

Het verwachte gebeurt zelden, het onverwachte dient zich aan.
Euripides

Ik ging me steeds beroerder voelen, maar verzette me er niet meer tegen. De zomer was in aantocht. Die moest ik nu allereerst zien te overbruggen. Pas na deze periode zou de transplantatie kunnen gaan plaatsvinden. Niet eerder, naar verluidt.

Trouwens, wat maakte ik nou eigenlijk mee als je het vergeleek met alle mogelijke rampspoed op aarde? Een wereld waar bijvoorbeeld iedere drie seconden een kind sterft als gevolg van armoede, waar miljoenen per jaar sterven aan ondervoeding, epidemieën, oorlogs- en natuurgeweld. Enerzijds een oprechte relativering, anderzijds kleffe klompenhypocrisie vanuit een bevoorrechte westerse positie. Hoeveel levens zou je niet kunnen redden – in een willekeurig derde wereldland – met de kosten van mijn behandeling? Doen die levens er minder toe? Het is misschien nog wel schijnheiliger om dit te schrijven; ik offer mijzelf toch ook niet op? 'Hier, ik schenk jullie het geld van mijn behandeling, kan je honderd andere levens redden, ik sterf liever voor de "goede" zaak.' Is dat niet het geheim dat in ons allen schuilt? Als het erop aankomt, vechten we allemaal voor ons eigen hachje. *Survival of the fittest,* het basisprincipe van de natuur. Zijn we schijnheilig of zijn we slechts zoogdieren die hun natuur volgen?

In mijn dagboek schreef ik het volgende: 'Als iedereen de gift kreeg die mij werd gegeven, die ik telkens weer ervoer als geluk, dan zou de wereld er anders uitzien. Maar ik kan niet de hele mensheid dienen. Moet ik mij daarover schuldig voelen?'

In feite was ik mijzelf vanuit relativering aan het hervinden. Mijn shit-gevoel ging over in berusting. Ik kon weer overweg met mijn situatie.

In die afwachtende en beroerde periode zat ik op een avond samen met José in mijn baby- en jeugdfotoboek te bladeren. Een album vol warmte, met veel liefde door mijn ouders samengesteld. Vol symboliek kreeg ik dit 'ingebonden geluk' cadeau tijdens de zevende 'verjaardag' van mijn eerste transplantatie. Verstilde momenten van waardevolle herinneringen, gemaakt in een nu verdwenen heden, met de blijvende kracht om positieve energie te verschaffen.

Het boek begint met een trouwfoto van mijn ouders, mijn geboortekaartje en de spreuk: 'De rijkdom van het leven wordt gevormd door herinneringen.' Op dat moment had ik behoefte aan het voelen van die rijkdom. Na iedere dialyse was ik letterlijk koud om mijn hart.

Dicht tegen José aan en met een deken omgeslagen, bladerde ik door mijn vroegste geschiedenis. Mijn verhaal tussen 3350 gram en 75 kilogram, van 49 centimeter naar ruim 1.82 meter, van sepia en vergeelde zwart-witfotootjes naar hoogglans kleurenprenten: in de kraamkamer van de Rijkskweekschool voor Vroedvrouwen te Rotterdam, voor de kolenkachel gevoed door oma en opa, jaren 50-interieurs, bij mijn andere oma spelend op de grond, vredig slapend in een wiegje, gekoesterd door een trotse vader en moeder, veilig op schoot, lachend poserend met een vette babykrul, knuffelend met mijn pasgeboren broertje, bijna lege straten met nu klassieke auto's, familiair vakantieplezier en sneeuwpret, verjaardagsfeestjes, steeds meer kaarsjes op de taart, opa traditioneel met pijp en hoed, in de kleuterklas, op het ijs, op de lagere school, als puber in de brugklas, onze huisdieren, mijn eerste vriendinnetje, karatewedstrijd, schoolfeestjes, diploma-uitreikingen, op vakantie met vrienden, ruigere feestjes en headbangen, lang haar, mijn eerste kostuum, de mariniers, vliegen, skiën, dansen… José!

Een gelukkige jeugd en jonge volwassenheid, vol warmte en aandacht, onbezorgd uitkijkend naar de toekomst. Dat alles dankzij geweldige ouders, die zorgden voor een vrije maar consequente opvoeding. Het aanleren van respect voor anderen en de natuur, van staan voor rechtvaardigheid en niet opgeven. Altijd iemand thuis na school met tijd voor een kopje thee en een praatje.

Alles deed ik samen met mijn broertje: spelen en vechten, kattenkwaad uithalen, klassiek accordeon spelen in een muziekschoolorkest, de laatste twee klassen van het Atheneum, tennis, karate en jiujitsu, trektochten door de Schotse Hooglanden, Lapland en de Alpen, zelfs samen bij het Korps Mariniers, vliegen en uitgaan. Twee handen op één buik. Bleef het leven maar altijd zo vanzelfsprekend onbezorgd. Maar de tijd vliegt en vroeger is voorbij.

Ik keek terug op een jong leven vol onverwachte wendingen en verrassingen.

Ook op 2 juni 2004 stond mij een grote verrassing te wachten.

Nieuwsbrief 11, 2 juni 2004.

Groot nieuws!

Het licht staat onverwacht op groen!

10 juni is onze 'D-day'!

Het gaat echt gebeuren!

Terwijl ik dit schrijf, struikel ik over mijn toetsen. Sidderend, schuddend, trillend en naschokkend van het nieuws. Het zit in mijn vingers, in mijn knieën, in mijn buik. Zelfs mijn stem trilt. Het zijn de vibraties van mijn tegenstrijdige gevoelens. Alsof ik ril van de kou in een sauna.

Een merkwaardige blijdschap maakt zich nu van ons meester. De nacht is niet langer alleen maar donker. Door de gordijnkieren straalt ook verwachting. We zijn beduusd, blij, in diepe gedachten stil, en vooral zowel bang vóór, als verlangend náár het moment. Vol vertrouwen in elkaar, maar met vrees voor het oncontroleerbare.

Aan het grote nieuws ging het een en ander vooraf.

De hegemonie van de darminfectie lijkt doorbroken. De laatste test was 'negatief', dus positief! Deze spraakverwarrende terminologie heeft al heel wat nodeloze schrik en vruchteloze opluchting veroorzaakt. Een 'negatieve' – dús gunstige – uitslag was een absolute conditie voor groen licht.

Na dit gunstige testresultaat bezochten wij de professor voor de spannende einduitslag van alle ondergane onderzoeken.

'Het is geen kanker. Want dat moesten we toch uitsluiten, begrijp je wel.' De professor viel direct met de deur in huis. Het kwam rauw op ons dak, we zaten amper. De professor bladerde door José's dossier en las zo nu en dan aandachtig een passage.

'Je bent hartstikke gezond. Alle onderzoeken en cijfers wijzen dat uit. Die jonge artsen zijn ook veel te fanatiek, die vinden altijd wat, ik word er gek van,' vervolgde hij. Hij doelde daarbij op het donkere vlekje van ongeveer één millimeter in haar longen.

'Het is gewoon een granuloompje, meer niet. Punt.'

De foto's van José's angiografie klemde hij op de lichtbakken.

Alsof we naar een meesterwerk keken, werden we ingeleid in de verborgen wereld van José's nieren. Gedreven oreerde de professor over haar aorta, nierarteriën en nieren. Met zijn wijsvinger navigeerde hij van het ene bloedvat naar het andere.

'Ziet er goed uit. Prima doorbloede nieren. Geen sporen van arteriosclerose. Wel een complexe aansluiting van bloedvaten.' Hij wees op drie vaten die zowel links als rechts naar José's nieren liepen. 'Dat zie je niet vaak.' Hij keek naar José.

'Nou, wat betekent dat dan?' vroeg José ietwat onzeker.

'Gewoon, dat het iets ingewikkelder wordt,' antwoordde hij laconiek met een grijns.

José stond op en liep naar de lichtbak. Ze wees, daarbij acterend als een volleerd anatoom, resoluut op de foto.

'Dan snijden ze toch gewoon hier en hier, dan houd je één vat over, ben je in één keer klaar.' José keek met haar handen in haar zij de professor aan met een blik van: 'wat-doe-je-nou-toch-moeilijk-man'.

Hij lachte, 'Gelukkig ben ik geen chirurg. Laat hen dat maar lekker opknappen. Daar zijn ze heel goed in.'

'Professor, ik heb een documentaire gezien over een gecombineerde transplantatie van immuunsysteem en nier, zou dat bij mij ook een mogelijkheid zijn?' vroeg ik. Dan zou de ziekte in theorie nooit meer kunnen terugkeren. Het ei van Columbus!

Hij was kort in zijn antwoord: 'Ja, maar twee van de drie patiënten gaan dood.'

Mijn reactie was minstens zo kort: 'Laat dan maar.' Heerlijk die duidelijkheid.

De professor vertelde dat wij volgens het protocol nog een bezoek moesten afleggen aan de chirurg en de anesthesist. Ik vermeldde dat wij, dankzij de chirurg, dat onderdeel van het protocol al hadden doorlopen. Hij was verbaasd.

'En, wat zei de anesthesist?'

Ik antwoordde in de korte en directe stijl van de professor: 'Nou, de anesthesist zei: "Tot ziens in de operatiekamer!"'

Door zijn baard verscheen een zuinige glimlach. 'Oké, dan is het nu alleen nog een kwestie van logistiek en een datum. Mijn assistente handelt het verder af met jullie. Het beste, tot ziens.'

Een datum? We konden het bijna niet geloven.

De professor nam afscheid van ons met een blik van 'ik hoef jullie toch niets meer te vertellen'. Het bijzondere bezoek kwam daarmee ten einde.

Zijn assistente belde de afdeling chirurgie.

'Hoe eerder, hoe beter,' moedigde José haar aan.

'Oké, volgende week,' grapte zij. Mij ontging de humor en ik voelde het bloed uit mijn hoofd wegzakken.

Uiteindelijk bleek het inderdaad mogelijk. Volgende week! Wij stonden perplex. Op 10 juni was er een plaatsje vrijgekomen.

Tot dat moment dachten wij dat de transplantatie pas na de zomer zou plaatsvinden. José hakte uiteindelijk de knoop door; heel resoluut. Ze mist daardoor haar eindexamen, maar vond dat in geen verhouding staan tot het voordeel van deze vroege kans. 'Dat examen komt wel, dit is veel belangrijker.'

Woensdagmorgen 9 juni dialyseer ik voor het laatst in het regioziekenhuis. Daarna worden wij rond 13:00 uur in het Erasmus MC opgenomen. Samen met een koffertje naar het academisch ziekenhuis. Hoe 'romantisch'...

Hoe vreemd het ook klinkt, we hebben vanmorgen gejuicht. Gejuicht omdat onze plot zich eindelijk gaat ontvouwen.

Overdenkingen, 2 juni 2004:

Mijn gevoel is onbestemd. Zo krachtig als José zich nu toont, zo diep in gedachten verzonken ben ik. Ik ben, mijn ziekte is, de oorzaak van deze klotesituatie.

Voor mij zou je hetzelfde doen, zegt José. Inderdaad, daar heeft ze gelijk in, maar toch... De situatie is nu eenmaal anders. Zij is niet ziek. Met hypotheses kan je de werkelijkheid toch niet omdraaien?

Met mijn rug tegen de muur wisten mijn donoren me steeds weer te overtuigen. En ik moet toegeven: we hebben er samen enorm van genoten. José is mede door René, mijn vader en mijn moeder gaan inzien, dat het beste voor mij ook het beste voor haar is. Zij beseft dat wij een deel van elkaar zijn, dat wij in feite één zijn. Zit hierin niet het geheim van het leven besloten? Langzaam begin ik er iets van te begrijpen. Als ik 'nee' had gezegd, had dat veel meer verdriet veroorzaakt. Maar hoeveel kansen verdient een mens dan? Steeds meer groeit het besef dat ik zeer bevoorrecht ben. Ik heb het geluk omringd te worden door wijze, moedige en onbaatzuchtige mensen. Hoeveel moed en liefde is een mensenleven eigenlijk waard? Hoe vaak kan je bijna sterven?

Is er voor mij dan altijd een beschermengel? Die moet dan toch wel minstens een soort rambo zijn. Waar verdien ik het aan? Moet ik bewijzen dit alles waard te zijn? Meer dan anderen?

Volgende week staat ons misschien wel ons grootste gezamenlijke avontuur te wachten. We zijn er – voorzover mogelijk – klaar voor, berusten erin. Maar het blijft een onwerkelijke en onuitsprekelijke ervaring. De ultieme samensmelting tussen man en vrouw zeggen sommigen bloemrijk. Het zal in ieder geval ons leven voor altijd beïnvloeden en veranderen.

want in mij, die bijna dood is,
schept de liefde nieuwe dingen…
Naar Donne

Einde van een droom

De hachelijkste van onze verwachtingen
zijn die welke wij illusies noemen.
Naar S. Bernanos

De desillusie is onbeschrijflijk. Zo moet een veelbelovend olympisch sporter zich ongeveer voelen, die zich na vier jaar nietsontziende training op het allerlaatste moment ernstig blesseert.

'Een dag om nooit te vergeten. Op vrijwel het toppunt van de spanningsboog werd een onbeschrijfelijk beroep gedaan op ons incasseringsvermogen,' schreef ik in mijn dagboek.

De transplantatie werd op het allerlaatste moment uitgesteld. Het was een bijzonder indringende ervaring. Een abrupt einde van een prachtige droom. Alsof ik opnieuw voor de kazernepoort in Doorn stond: *Rechtsomkeert*!

De knop moest om. Gewapend met ervaringen uit het verleden wisten we boven deze zoveelste teleurstelling uit te stijgen. Ik schreef nieuwsbrief 12.

Nieuwsbrief 12, 7 juni 2004.
Wij gaven gretig lucht aan de aankondiging van onze 'samensmelting'. Maar helaas, de lijn steeg niet door, maar boog af. De transplantatie is afgelast! De polsslag van onze opwinding bonkt na. Wij moeten nu de hardheid van dit voldongen feit aanvaarden.

Het is in eerste instantie een tragedie. Na zo veel strijd en onzekerheid was er eindelijk een concrete datum. Afgelopen week leefden wij daar intens naar toe. Wij waren gereed voor dé dag, ónze dag.

We troffen de noodzakelijke voorbereidingen, lichtten jullie in en regelden een voortzetting van de nieuwsvoorziening. Jullie steunbetuigingen leverden ons extra ruggensteun. De adrenaline pompte door onze lijven, ons gevoel van verbondenheid groeide tot onvermoede hoogte, alsof wij konden voelen met elkaars huid en vanuit elkaars hart. We roetsjten in een rollercoaster van emoties van moment naar moment. Wij genoten van een 'verboden' galgenmaal in een geliefd restaurantje. De dialyseafdeling leefde mee en soms leek het wel of de verpleegkundigen het net zo spannend vonden als wij. Hier deden zij het voor, hiervoor hielden zij mensen in leven. José en ik raakten vol van een besef dat er iets heel bijzonders stond te gebeuren. Wij lieten de razende wereld geleidelijk achter ons en concentreerden ons op die ene datum.

Maar 'oog in oog' met de transplantatie voltrok zich zondag opnieuw het drama. De symptomen herkende ik ondertussen uit duizenden; het donderde en bliksemde in mijn buik.

'José, ik vrees het ergste, laten we er maar rekening mee houden…' zei ik die avond.

Maandagmorgen vroeg ondernam ik direct actie. Ik stelde de dienstdoende dialysearts op de hoogte. Hij lichtte het Erasmus MC in. De transplantatie werd, zoals ik verwachtte, op voorhand geannuleerd. Ze wilden alle vermijdbare risico's uitsluiten. Logisch. Die avond werd mijn vermoeden officieel bevestigd. Het laboratorium stelde de uitbraak van de Clostridium difficile bacteriën definitief vast.

Als gluiperige indringers, niet volledig uitgeroeid door het laatste antibioticabombardement, hadden de bacteriën zich verschanst in mijn darmen en scheten mij ijverig vol met hun ziekmakende exotoxinen. Een iets lagere weerstand, waarschijnlijk mede veroorzaakt door de forse stress, gaf ze de kans van hun leven. Driftig sloegen ze aan het voortplanten. Een bacchantisch seksfestijn in mijn darmen. Hun geprogrammeerde drang tot mateloos vermeerderen ontzegde ons het inslaan van een nieuwe levensfase. Gegijzeld door een microscopisch organisme met voortplantingsdrift. Hoe bitter!

Een angstaanjagend scenario had zich volgens de dialysearts kunnen voltrekken als de bacteriën niet tijdig waren ontdekt. Tijdens de feitelijke transplantatieperiode wordt het afweersysteem namelijk rigoureus onderdrukt, zeg maar platgelegd. De bacteriën hadden op dat moment weinig tot geen tegenstand ondervonden, waardoor de infectie vermoedelijk massaal was geëscaleerd. De transplantatie had daardoor kunnen mislukken. Je moet er niet aan denken.

Ondanks de niet te beschrijven teleurstelling zijn wij dus blij dat de zaken zo gelopen zijn. Dat besef laat ons op een positieve manier kijken naar de negatieve situatie. We blijven vasthouden aan onze droom.

Het Erasmus MC bepaalt pas dan een nieuwe datum, als de uitslag van drie achtereenvolgende bacteriekweken negatief is. Met al mijn overtuigingskracht heb ik in ieder geval gepleit voor een eerdere datum dan oktober. Mijn conditie wordt steeds zwakker en ik weet maar al te goed hoe essentieel het is om zo sterk mogelijk de transplantatie in te gaan. Meer dan drie maanden wachttijd acht nu ook de dialysearts, vooral vanwege het gebleken infectiegevaar, onverantwoord.

Morgenochtend start ik dus opnieuw met een antibioticakuur. Deze keer voor veertien dagen. Na die tijd zal ik opnieuw microbiologisch worden getest.

Nooit kostte het schrijven van de nieuwsbrief mij zo veel moeite als deze keer. Ik was te zeer verdoofd door de gebeurtenissen van deze dag. Paradoxaal ben ik ook zeer opgelucht. We zijn ontsnapt aan een mogelijke ramp.

José en ik geven ons daarom niet over aan sombere buien. Wij worden voortgedreven door iets enorms, iets dat onzichtbaar blijft, het is een ondefinieerbaar weten.

Mijn donkere metgezel

Het proces van een 'heel' mens worden,
begint met het inzicht van de eigen schaduw.
Carl Jung

Het is een droom om ooit samen met José te gaan zeezeilen. Het toppunt van vrijheid en avontuur. Samen één zijn met de elementen. Ons laten meevoeren door de wind. We voelen dan dat die wind er is, toch kunnen we hem niet zien of aanraken. Hij beweegt ons voort.

Zo'n wind is er ook in ons. Die vormt onze geest. Die zet ons in beweging. Begeleidt ons. Als we de juiste koers niet aanhouden, kunnen we kapseizen. Daarom moeten we leren luisteren naar onze geest. Zo leren wij onze weg kennen.

Ik heb altijd tegen die innerlijke wind gevochten. Nooit mijn ziekte erkend en geaccepteerd. Altijd was ik gesloten naar de buitenwereld, stelde ik alles in het werk om het tegendeel van mijn zwakte te bewijzen en vergde ik het uiterste van mijn vermogens. Mijn ziekte was mijn zwakte en schaduw.

Er vond een omslag plaats. Deze werd geboren in de nieuwsbrieven. Ik heb daarin mijn leven blootgelegd en ben daarbij volkomen transparant geweest. Ik vertelde – soms met grote moeite – over mijn zwakheden. Ineens ontdekte ik dat ik daardoor ook mijn kracht toonde. Het schrijven ordende mijn gedachten en reacties van lezers openden mijn bewustzijn.

José's moed en houding deden daarbij nóg een besef opbloeien. Het bewustzijn dat ik trots mocht zijn op wie ik was, ondanks en misschien wel juist mede dankzij mijn zwakheden. Een proces waarvoor de kiem al werd gelegd tijdens mijn eerdere transplantaties. Ik was toen alleen nog niet klaar voor deze groei.

Zo verbaasd als ik vroeger tijdens het biologiepracticum was over de snelheid waarmee een boontje onder de juiste omstandigheden een plant werd, zo verrast was ik nu met de groei in mijzelf. Ik accepteerde ineens mijn schaduw als een onderdeel van mijzelf, als iets dat onlosmakelijk bij mij hoort. Hoe krachtiger ik 'mijn zon' liet schijnen, hoe meer 'die donkere metgezel' deel van mij werd. Ik leerde uiteindelijk luisteren naar mijn geest. Mijn kwaal werd mijn kracht. Dit had tot gevolg, dat ik niet langer mijn woede en negativiteit op de buitenwereld projecteerde. Ik leed niet meer onder mijn eigen projecties. Ik kon nu de tegenstellingen in mijzelf verenigen. Had ik dat maar eerder gekund.

Een doorzetter en een vechter was ik altijd al geweest. Ik stelde deze eigenschappen vanaf dat moment in dienst van de kwaal. Nooit meer zou ik de ziekte verbergen. Ik kon de ziekte voor het eerst accepteren als een onlosmakelijk deel van mezelf. Vanuit die acceptatie zocht ik de zingeving van mijn bestaan, van ons bestaan. Ook daarin zou ik samen met José weer trachten tot het uiterste te gaan. Met de windrichting mee deze keer. Ik volgde ineens de koers die mijn geest mij aangaf.

Ik las een prachtige fabel over een poema. De vertelling ging ongeveer als volgt:

Een poemawijfje is drachtig. Ze gaat op jacht. Vanaf een rots loert ze naar een kudde geiten. Ze wacht haar kans af en springt van de rots. Daarbij komt ze akelig neer en breekt haar nek. Het poemajonkie wordt toch geboren. Het eerste wat ze ziet zijn de geiten en ze sluit zich aan bij de kudde. Het poemaatje groeit op als een geit. Graast, mekkert en gedraagt zich als een geit.

Op een dag komt er een grote poema op de kudde af. De geiten vluchten, maar het poemaatje blijft achter. Het kleintje herkent de poema echter niet.

'Wat is er met jou aan de hand? Je lijkt wel een geit!' vraagt de poema aan zijn jonge soortgenoot.

De poema bedenkt een plan en neemt het poemaatje mee naar een meer. Hij dwingt haar in het water te kijken. Ze kijkt van de waterspiegel naar de volwassen poema. Ze ziet de treffende gelijkenis, maar durft het nog niet te erkennen. De poema geeft het jonkie een stuk rauw vlees. Ze ruikt eraan, likt aan het bloed en vreet de klomp vlees op. Plotseling herkent ze zichzelf.

Ik voelde affiniteit met deze fabel. Ook ik werd me bewust van wat er in mij leefde. Ik ging schrijven. Nieuwsbrief 13 verhaalde onder andere van dit initiatief.

Nieuwsbrief 13, 25 juni 2004.

Helemaal gewend geraakt aan het vaste ritme van de nieuwsbrieven, toonden velen van jullie zich ongerust: 'Gaat het wel goed? We horen niets meer!'

Met dank voor jullie bezorgdheid, een overzicht:

Sinds het afblazen van de transplantatie stond ons leven in het teken van José's eindexamen personeelsmanagement en mijn moeizame strijd tegen de darminfectie.

Na avond aan avond te hebben gestudeerd, deed José half juni examen. We wachten nu in spanning op de uitslag.

En ik slikte en slikte en slikte. Sinds half april ben ik vrijwel onafgebroken aan de antibiotica. Ondertussen kreeg ik als gevolg van de dialyse een pijnlijke jichtaanval in mijn grote teen, dus nog meer slikken en slikken en slikken. Dit alles bovenop de toch al aanzienlijke hoeveelheid poeders, spuiten en pillen.

De jicht zorgde wel voor een extra beperking. Het wandelen, waarmee ik nog enigszins mijn conditie op peil hield, werd onmogelijk.

Sinds afgelopen maandag ziet ons leven er weer zonniger uit: José heeft haar examen afgelegd, ik heb de laatste antibioticapil van mijn kuur geslikt en de jicht lijkt aardig onder controle.

Nu maar hopen op een spoedig bericht van het Erasmus MC. Wij vrezen echter met grote vreze; de vakantie komt eraan. Chirurgen zijn ook maar mensen.

Gisteren was een bijzondere dag. Hij bleek later, om een tipje van de sluier op te lichten, nog 'specialer' dan verwacht.

Een heel goede vriend, mijn 'zeepa' – mentor tijdens de officiersopleiding – zou tijdens de dialyse op bezoek komen.

Gekscherend zei ik de avond tevoren nog tegen hem: 'Wees niet bang, je valt heus niet flauw, er ligt daar geen bloed op de vloer!' Het bleek een verzoek aan de duivel.

Tijdens mijn aansluiting aan het dialyseapparaat stapte de verpleegster verschrikt terug, 'Jeetje, wat is híer aan de hand?'

Ik zat helemaal onder het bloed. Mijn katheter bleek lek. Shit! Ze riep direct een dialysearts op.

'Meneer Bek, die moet eruit,' zei de arts bedenkelijk. Hij vervolgde: 'Ik ga uw katheter verwijderen en morgen plaats ik een nieuwe.'

Dit betekende: een dag extra vervuiling en ophoping van nog meer vocht. De volgende dialyse zou daardoor extra belastend worden. En ik voelde mij al zo ziek. Bovendien had mijn zeepa heel veel moeten regelen om die dag aanwezig te kunnen zijn bij de dialyse. Ik was niet van plan mij onverrichter zake naar huis te laten sturen.

Balend als een stekker vroeg ik dus tamelijk fel: 'Dokter, waarom niet vandaag? Kunt u mij de meerwaarde uitleggen van het uitstel van één dag?' De arts keek mij lang zwijgend aan, begon vervolgens te glimlachen en zei: 'Meneer Bek, we doen het vandaag. Uit voorzorg geef ik u een shot antibiotica.'

De vervelende en zoals bekend pijnlijke ingreep vond opnieuw plaats en ik werd voorzien van een nieuwe katheter, mijn derde. Zelfs een kwalitatief betere dan de gesneuvelde. Het betrof een tweekanaalssysteem, met aan- en afvoer, waardoor een efficiëntere spoeling mogelijk werd. Een geluk bij een ongeluk? Waarom kreeg ik daarvoor een éénkanaalssysteem?

De pomp kan nu constant doordraaien en hoeft niet meer te wisselen tussen aan- en afvoer. Ter illustratie: normaal spoelde ik in vier uur ongeveer veertig liter bloed, gisteren was dat in tweeëneenhalf uur al tweeëndertig liter bloed.

Tijdens het hernieuwd aansluiten bleek er een klem los te zitten in het uitgebreide stelsel van slangen en sifons. Vrijwel de gehele machine, het witte pak van de verpleegkundige en de vloer spoten onder mijn bloed. De wet van Murphy bewees vandaag wederom zijn geldigheid.

'Wees maar niet bang zeepa, er ligt hier geen bloed op de vloer...'

Ik hoop niet dat ik opnieuw negatieve gevolgen ondervind van de ingreep. Het blijft een risicovolle onderneming. De angst van de vorige infectie zit er nog goed in. Bij ieder steekje rond de halskatheter houd ik mijn adem in. Daarnaast zijn we vooral in spannende afwachting van de examen- en laboratoriumuitslagen.

De ernstige verveling en eenzaamheid als gevolg van de uitzichtloze trein van complicaties, vormden op 16 juni de impuls tot een groot en voor mij belangrijk initiatief. Na een aantal dagen tegen de muren opgevlogen te zijn, ben ik gestart met het schrijven van een boek; een lang gekoesterde wens.

Ik denk een formule te hebben gevonden voor het vertellen van het verhaal waar ik nu middenin zit en waarvan jullie getuige zijn. Als kind droomde ik al van het schrijven van een boek. Alleen, ik wist bij god niet waarover. 'Misschien ben je dat boek zelf wel,' zei een stemmetje in mijn hoofd. Ik trok mijn stoute schoenen aan en ging schrijven, echt schrijven. Over de kutziekte die mij overkwam en de vierde transplantatie die mij te wachten staat. Of het ooit iets wordt? De tijd zal het leren en jullie zullen daar hopelijk getuigen van zijn. Ik begin echter aan een boek waarvan de afloop onbekend is. Dat maakt het extra spannend.

Nu ik mijn gedwongen passiviteit heb doorbroken, ben ik uit de kloof van sleur en eenzaamheid aan het klimmen en onderzoeker geworden van diezelfde afgrond. Ik heb gelukkig geen hoogtevrees.

Van alle beperkingen die mijn leven nu beheersen is de vochtbeperking misschien wel de meest hinderlijke:

Afhankelijkheid is verlammend, onzekerheid is knagend, complicaties zijn lastig, passiviteit is onterend, pijn is en blijft een subjectieve beleving, met een dieet kun je leren leven, een verminderd libido herstelt zich na een transplantatie, maar dorst… knagende dorst, die basale behoefte is gekmakend! Altijd maar dorst; 's nachts, bij het opstaan, tussendoor, vooral bij warm weer. Drinken is zo iets vanzelfsprekends. Lekker ongegeneerd doorklokken.

'Doe mij nog maar één van hetzelfde, het smaakte naar meer!' of bijvoorbeeld de volgende reclame-uitspraak: 'Je bent pas een man als je biertappen kan…' Ik word er gek van!

Ik droom en hallucineer over nat en koud, waterijs, een bad vol bier, een glas met mega-inhoud, met mijn mond open onder een koude douche, heerlijke dorstlessende gifblauwe isotoontjes, over fonteinen van cola met ijs, over, over, over…

'Likkebaardend lekkerlessend kloek drink het fris drink het stemmensmerend razendflitsend snelvibrerend koel koel koel… sissende… Pepsi'

En als… als je dan – je beheersing volledig verliezend – jouw dorre woestijn irrigeert, dan ga je nat, goed nat, echt nat! Dan volgt na een kort moment van extase – een tijdelijk hemels genoegen – een verlies dat veel en veel groter is dan de winst. Je krijgt het 's nachts strontbenauwd van al het extra vocht rond je longen en hart. De dialyse moet intensiever. Een heftigere dialysekater volgt. Onvermijdelijk. Je wordt beroerd, doodziek, en denkt: dit overkomt mij geen volgende keer!

Uiteindelijk begint die gekmakende droom weer van voren af aan. Op een gegeven moment zwicht je opnieuw. Horendol word ik ervan!

Afgelopen week gaf ik mijn medewerking aan de voorlichting van nierpatiënten in het regioziekenhuis. Het thema was transplantatie. Zóveel vragen met betrekking tot transplantatie worden niet door medici, boeken, films en folders beantwoord.

Na een uitgebreide inleiding over mijn eigen ziektegeschiedenis (oh's en ah's), stelden medepatiënten mij hun meest prangende vragen:

'Ik word steeds zieker, maar niemand biedt mij een nier aan. Hoe kan ik mijn omgeving daarop attent maken?'

'Mijn dochter biedt mij een nier aan, maar hoe kan een vader dat van zijn dochter accepteren?'

'Is er nooit druk op jouw omgeving geweest om een nier af te staan?'

'Hebben jij en je donoren nooit psychische problemen ondervonden als gevolg van de transplantaties?'

'Hoe ga jij om met het tonen van dankbaarheid? Hoe reageren je donoren daarop?'

'Ga jij nu anders om met jouw donoren dan voor de transplantaties?'

'Ben jij niet bang voor de gezondheid van je donoren? Stel dat later hun enig overgebleven nier minder goed gaat functioneren door ziekte of ongeval.'

'Was je niet iedere keer heel bang dat de nier onvoldoende zou gaan werken of zou worden afgestoten?'

'Hoe voelt dat eigenlijk, zo'n nier in je buik? Kan je weer

gewoon sporten? Is het niet eng met vrijen? Zie je hem zitten?'

De vragen die de meeste indruk op mij maakten, waren de vragen met betrekking tot schuldgevoel en over de verantwoordelijkheid van een ontvanger ten opzichte van zijn donor. Deze vond ik ook het moeilijkst te beantwoorden. Het zijn duidelijk vragen vanuit het patiëntenperspectief. Ook ik heb mijzelf die vragen gesteld. Patiënten gaan daarbij echter voorbij aan het feit dat dierbaren ook een stem in het kapittel hebben. Zij zien het lijden van iemand die ze liefhebben – in zekere zin lijden ze mee – en ontdekken dat zij er misschien iets aan kunnen doen. Ze voelen zich medeverantwoordelijk en bij machte significant verschil te maken.

Mag je dierbaren die zo graag willen helpen, het recht daartoe ontzeggen? Wat zou je doen als de rollen waren omgekeerd? Zou je een naaste laten lijden als jij dat kon veranderen?

Mijn donoren gunden mij een beter leven, hadden alle vertrouwen in de medische wetenschap en vonden hun daad – in alle nuchterheid – vanzelfsprekend. Zij namen zelf het initiatief tot hun beslissing, en wisten mij keer op keer te overtuigen.

Het was altijd doodeng, maar de kansen spraken duidelijk in ons voordeel. Er was een reële kans op winst, voor alle partijen.

Ben ik egoïstisch geweest? Ik heb hun offer en risico immers uiteindelijk geaccepteerd en werd daar beter van.

Waren mijn donoren egoïstisch? Want mij beter zien worden door iets te geven, verschafte hun ook een gelukkig gevoel en een prettiger leven. Ligt het ware geluk immers niet besloten in het verlichten van andermans nood? Bovendien beschouwt de maatschappij hen nu als helden. Zonder dat zij daar op zitten te wachten, overigens. Dat schenkt toch een soort van voldoening! Nietwaar?

Wat mensen ook mogen denken, en ik zeg dat met mijn handen op mijn donornieren, ik ben ervan overtuigd dat er in mijn geval – van welke zijde dan ook – nooit vanuit een negatief motief is gehandeld of gedacht! Zowel het geven als het ontvangen waren daden vanuit het hart. Dit is een overtuiging die niet verder te verklaren valt. Het is zoals het is. Het bestaat…

In mijn ogen genieten ze er niet genoeg van. Ze proppen en gieten zich zonder scrupules vol. Overal op straat zie ik bolle wangen en malende kaken. Als kwelgeesten komen ze op mij af. Ik zie er meer dan ooit. Ben ik niet gewoon een beetje jaloers en gefrustreerd? Nee, ik ben kwaad op de overdaad, de nonchalance en het gebrek aan zelfdiscipline.

In het restaurant van de Bijenkorf kies ik na lang twijfelen voor een broodje kroket en een glas tonic met ijs en citroen. Nooit drink ik tonic, maar nu lijkt het me de beste dorstlesser. Met de kroket smokkel ik, want eigenlijk heb ik een strenge zout- en eiwitbeperking. Ik geniet van iedere hap en slok. Alle smaaknuances laat ik tot me doordringen, ik drink de tonic alsof het een wijn van topklasse is. Eten en drinken is zo veel lekkerder als het niet meer vanzelfsprekend is. Dit gevoel wens ik voor altijd vast te houden. Nooit meer 'hap slik weg'.

We babbelen gezellig en praten over van alles en nog wat. Ook na tweeëntwintig jaar zijn we nog lang niet uitgesproken. Af en toe dwalen onze gedachten af naar morgen. Hand in hand over de tafel. We staren naar de Coolsingel, beneden ons. «Altijd weer die ruis van de transplantatie». Er daalt een rust over ons neer, 'het geweld van de stilte'. Laat nu maar komen. Het is wel goed zo. De trein mag gaan rijden. Niets zal zijn als het geweest is, niets kan ooit nog hetzelfde worden. Het licht haalt ons in. De schaduw wordt kleiner. Wij zijn er nu van overtuigd: het is het risico ten volle waard.

Diezelfde middag halen we herinneringen op bij René en Linda, mijn broer en schoonzus. We zitten rond de tuintafel. Mijn ouders completeren dit bonte gezelschap van 'ervaringsdeskundigen'.

José hangt aan hun lippen. De verhalen zijn al zo vaak verteld, maar op de een of andere manier klinken ze nu anders. In het licht van overmorgen krijgen de verhalen een diepere betekenis. De verhalen zijn positief en er wordt vooral veel gelachen. Ze steken ons een hart onder de riem en tonen zonder woorden hun immense respect. Als geen ander weten zij wat er nu in ons omgaat. Het is vreemd genoeg een bijzonder ontspannen samenzijn.

Alle drie José's 'voorgangers' hebben de transplantaties zonder enige complicatie ondergaan, waren snel na de ingreep weer thuis en hebben nadien nooit enige nadelige gevolgen ondervonden van hun donorschap. Het zich opnieuw vertonen van de ziekte hebben zij nimmer als een persoonlijke nederlaag ervaren. Dankbaar voor de kwaliteit van het geschonken leven, was de kwantiteit in jaren voor hen minder relevant. Natuurlijk hadden ze mij het profijt van hun gift tot in het oneindige gegund en waren zij verdrietig over de recidive van de ziekte. Deze terugkeer is echter ongrijpbaar en valt aan niets en niemand te verwijten.

Ik ben stil en diep in gedachten verzonken «altijd weer die ruis van de transplantatie», maar geniet van de sfeer en vertrouwde stemmen. De kinderen van René en Linda – Tobias, Desiree en Daniëlle – spelen in de tuin. Prachtig, dat zorgeloze jonge leven.

's Avonds kruipen we dicht tegen elkaar aan. Woorden doen er nu niet meer toe. Alles is al gezegd. Ik inhaleer de frisse zoete geur van José's haar diep in mijn longen. Als twee puzzelstukken vormen we één geheel. Ik leg mijn handen op haar vertrouwde borsten. Trek haar naakte lichaam nog dichter tegen me aan. Warme billen, borst aan rug, de benen verstrengeld. Helemaal veilig. De ruis vervaagt. Diep vertrouwen, serene rust.

De kaarten zijn geschud

De waarheid komt eraan; niets kan haar meer tegenhouden.
E. Zola

De waarheid kunnen we proeven, voelen en zien. Die praten we onszelf niet aan.
W.B. Yeats

Thuis, 23 augustus 2004, 06:30 uur. Geen herinneringen, geen gedachten, alleen een mistig bewustzijn en vormloze beelden. Leegte. Er is vrede in deze ruimte. Door de nevelen van mijn bewustzijn krijgen de beelden een vage vorm. Ik zie haar lieve gezicht verschijnen. Ik ben niemand, maar word langzaam iemand. Ze pakt mijn hoofd vast en kust me, 'Het is zover.' Gedachten ontwaken. Herinneringen kloppen aan. De werkelijkheid krijgt betekenis. Eerst weer die ruis, vervolgens hels kabaal. In zijn volle omvang dringt het tot me door. De laatste dialyse en dan de opname. Het is werkelijk zover!

We zijn bijna bij de top
Nu nog slechts een heuveltje
De dalen zijn meegestegen
Omgekeerde bergen
We hebben nog een lange weg te gaan

Regioziekenhuis, 23 augustus 2004, na 08:00 uur. Waarom zij niet en ik wel? Een bijzonder gevoel, een schuldgevoel tegenover de anderen. Zoals een Arabische spreuk verwoordt: 'De weldaden die men ontvangt, vormen schulden tegenover de anderen'. Zij zijn veroordeeld tot het lange wachten op een nier, óf tot dialyseren tot de dood. Ieder jaar neemt hun sterftekans met gemiddeld tien procent toe. Allemaal vreemde patiënten voor mij, want normaal spoel ik nooit op maandagochtend. Maar toch, het blijven lotgenoten. Zielsverwanten in de strijd.

Ik spreek mijn schuldgevoel uit tegenover een verpleegster. Zij relativeert:

'Jij ben niet schuldig aan hun situatie, iedereen zou diezelfde geboden kans grijpen... Bovendien, als jij van de wachtlijst afgaat, wordt hun wachttijd korter.' Punt!

Helder, zuster. Klote wachtlijst!

De katheter functioneert slecht. Waarschijnlijk bloedstolsels. Het zal toch niet waar zijn! Met 'hangen en wurgen' word ik gespoeld. Het dialysetoestel alarmeert voortdurend, alsof het gevoelloze kreng afscheid van me neemt. Ik laat me niet gek maken, allang niet meer.

Verpleegkundigen en personeel komen afscheid nemen. Lieve mensen, uiterst gedreven en deskundig, maar in zekere zin ook bikkelhard uit zelfbescherming. Alles went als je je maar wapent. Er is veel stil leed op een dialyseafdeling.

'Je komt toch zeker nog wel een keertje langs? We zouden dat erg op prijs stellen.'

Ik beloof het hun. Wat een vreemde gedachte. Had ik maar garanties. Was het maar zover. Sommigen van hen zal ik nooit vergeten. Wat mij betreft zijn mensen zoals zij de kurk waar de gezondheidszorg op drijft.

Het klinkt elitair en bevoorrecht, maar mijn trots kon het proces van dialyseren bijna niet verdragen. Ik moest overleven. Het was een voortdurende nachtmerrie. Zonder José had ik mij de relatieve luxe van deze mening echter niet kunnen veroorloven.

Ik dood de tijd met tv-kijken. Lezen lukt nu niet meer. «Het kabaal van de transplantatie».

Een documentaire op *Discovery*. Ik zie beelden, maar volg geen verhaal; nieuw leven, jonge schildpadjes kruipen paniekerig naar zee, het grote avontuur tegemoet, de strijd om te overleven. De tijd kruipt. Hadden ze hier maar geen klok opgehangen, ieder uur duurt daarop viermaal zo lang. Ik verlang nu naar 'de rijdende trein', 'de razende molen' van het Erasmus MC. Ik ben steenkoud, maar heb het zweet in mijn handen. Ik verlang naar het verschijnen van José in de deuropening. God, was het maar tijd!

Er is vrijwel geen communicatie met de andere patiënten. Wat gaat er door hen heen? Hoe zou ik me in hun plaats voelen? Kan je gelukkig zijn voor een ander, als je zelf in zo'n deprimerende patstelling zit?

Waren er maar voldoende donoren. Toonden mensen maar meer solidariteit en naastenliefde. Was de politiek maar daadkrachtiger in haar besluitvorming rond orgaandonatie. Ook ik vind het waarborgen van de integriteit en heiligheid van het lichaam essentieel. Maar is een weldoordacht 'geen-bezwaar-systeem' – iedereen in principe donor, tenzij je bezwaar aantekent – daarmee onverenigbaar?

Alle respect heb ik voor mensen die op religieuze, levensbeschouwelijke of emotioneel-intuïtieve gronden moeite hebben met orgaan- en weefseldonatie. Toch rechtvaardigen de meeste religies en levensbeschouwelijke stromingen dit beroep op naastenliefde of solidariteit. Ik citeer uit een verslag van de KASKI-studie naar godsdienstige opvattingen over orgaandonatie: 'In het algemeen geldt dat als de nood van de lijdende dan wel met sterven bedreigde mens hoog is en transplantatie met aanvaardbaar risico en gerede kans op succes mogelijk is, postmortale orgaandonatie mag plaatsvinden respectievelijk aanbevolen is; mits met respect voor het lichaam, op grond van overmacht en 'nood breekt wet' [...]. Als de levende donor geen disproportionele risico's loopt, is orgaandonatie "bij leven" op dezelfde voorwaarden mogelijk.' (*Erasmusplein 14(2003), nr. 3*)

Er sterven jaarlijks honderden patiënten na lang op wachtlijsten te hebben gestaan. Het lijden van dialysepatiënten is voor mij geen kille statistiek meer. De samenleving lijkt zich er niet al te druk over te maken. Als je niet kijkt, dan bestaat het niet. Toch? Tótdat zij er direct of indirect zelf mee in aanraking komen. Hielden mensen zichzelf maar vaker een spiegel voor. Uit onderzoek blijkt dat als het hunzelf zou overkomen meer dan negentig procent dolgraag een orgaan zou willen ontvangen. Waarom dan die discrepantie tussen deze wens en de bereidheid zich te laten registreren? Waarom voelen zij zich niet geroepen tot wederkerigheid?

Ik kan me moeilijk verenigen met die ongenuanceerde en onverschillige houding ten opzichte van donorregistratie. Laat die zwijgende meerderheid haar organen echt liever wegrotten onder de grond? Of opvreten door de vlammen? Iets van je fysieke zelf laten voortleven in dolgelukkige en dankbare ontvangers is toch de mooist denkbare nalatenschap? Het kan je nabestaanden zelfs troost bieden. Waarom toch zo egoïstisch tot over de grens van het leven? Volgens mij zegt de algemene bereidheid tot registratie in een donorregister veel over de morele beschaving van een volk.

Een Surinaamse patiënte zegt opeens – vol overtuiging – dat ze gelukkig is voor mij en voor ons zal bidden. Dus toch! Zelf in de shit, maar oprecht gelukkig voor ons. Ze leest in haar zwartleren bijbeltje. Ik bewonder haar barmhartigheid. Het emotioneert mij. Lief mens, goed mens. Was je ook maar aan de beurt.

Daar is José! Alsof ze in vakantiestemming is. Een wervelwind komt binnen. Ze is overdadig aanwezig. Het machinale eindsignaal klinkt en ik word, hopelijk voor de laatste keer, afgesloten. De katheter blijft als macaber souvenir achter in mijn hals. Voor het geval de nier niet direct aanslaat. Ik wil er niet aan denken.

Een laatste afscheid. Zowel droeve, meelevende als gelukkige blikken. Menselijke aandoenlijkheid die je raakt, maar die je uit zelfbehoud ook direct weer moet loslaten. We nemen afscheid van de aanwezige patiënten en verpleegkundigen. Geen zoenen, dat komt te dichtbij. Stil verlaat ik het regioziekenhuis. Ik denk terug aan traumatische momenten. José is opgewonden. Snel naar huis voor de lunch en de koffertjes. Over een uur moeten wij ons in het Erasmus MC melden. Een vol programma wacht ons. Het moment van de waarheid is in aantocht. Ik voel het tot in mijn tenen!

Rotterdam, Erasmus MC, 23 augustus 2004, na 13:00 uur. Haasten, haasten, haasten. Na een snelle lunch, de afscheidsknuffels voor het thuisfront, een laatste aai voor Timba en een hectische autorit, eindelijk ingeschreven bij de opnamebalie van het Erasmus MC.

Daar zitten we dan met onze koffertjes, wachtend op de vervulling van onze wens. Een gastvrouw zal ons naar onze afdelingen brengen; José naar de afdeling vaatchirurgie, ik naar de transplantatie-unit. We zijn op de trein gestapt en wachten op het vertreksignaal. We hopen, wensen, geloven, berusten en vertrouwen. Ik denk aan de woorden van David Ben Gurion: 'Wie niet in wonderen gelooft, is geen realist'. Vanuit mijn diepste bewustzijn ontwikkelt zich een soort onwankelbaar positivisme.

Op de afdelingen wacht men ons op:

'Mevrouw Rutten en meneer Bek?'

Bruut gescheiden door de dwingende, individueel te doorlopen, laatste protocollen, worden we opgeslokt door het ziekenhuisritme. Bloedafname, röntgenfoto, ECG en diverse gesprekken met chirurg, zaalarts, verpleegkundigen, transplantatiecoördinator en medisch maatschappelijk werker. De tijd vliegt. In de gesprekken worden we uitgebreid voorgelicht over de dag van morgen. Spannend. Opwindend. Het gaat nu echt gebeuren! Ongelooflijk! Surrealistisch.

Het chirurgenteam belegt een laatste vergadering over de vraag of José een laparoscopische, minder belastende ingreep, dan wel een zogenaamde 'open' operatie zal ondergaan. De te verwijderen nier heeft een dermate complexe vaatstructuur, dat de laparoscopische techniek, een kijkoperatie, te gecompliceerd lijkt. Men kiest uiteindelijk voor de 'open' techniek.

Het licht gaat definitief op groen. De trein trekt op. Samen zetten we onze reis voort. Een reis die ons voerde door zwarte nachten, diepe afgronden gevuld met schrale wind en in nevelen gehulde moerassen. De reis die ons nu terug zal voeren naar het wonder van ons heerlijk leventje.

De laatste triviale handelingen in het licht van de niet te bevatten aanstaande werkelijkheid: het inruimen van de afsluitbare hangkast en het nachtkastje, kennismaken met mijn kamergenote Eva, regelen van tv en telefoon. Zal ik mijn pyjama's hier leggen of daar? En mijn toilettas? Mijn sokken? Besluiteloos in de meest simpele handelingen. Ik ben niet in staat tot enige afleidende concentratie en staar onnozel naar mijn uitgestalde spulletjes, gedesoriënteerd bijna. Volledig afgeleid door en geconcentreerd op «het kabaal van de transplantatie».

José valt binnen. Ze straalt. Weer die tomeloze energie. We wisselen de laatste belevenissen uit en zijn beiden zeer te spreken over de mensen die we hebben gesproken. Het schenkt ons rust en vertrouwen.

Een anesthesist bezoekt ons. Een bijzonder sympathieke jonge arts. Hij geeft aanvullende voorlichting over morgen; de narcose, de pijnbestrijding, de laatste inname van medicijnen en het nuchter blijven.

José krijgt alvast een infuusnaald ingebracht. Vanavond rond de klok van tien wordt zij aangesloten op het infuus. De nier moet maximaal doorstroomd zijn op het moment van de transplantatie. Ik word morgenochtend pas aangesloten op een infuus.

We krijgen beiden een pilletje voor een goede nachtrust. Voor morgenochtend krijg ik nog een pilletje extra ter ontspanning. José ligt dan al onder het mes. Het pilletje zal de ondraaglijkheid van dat moment verzachten.

Ik verzoek om een morfinepomp na de transplantatie. Bij de laatste transplantatie is mij dat zeer goed bevallen. Baas over je eigen pijnbestrijding. De geweldige hallucinaties over velden vol felkleurige bloemen staan mij nog steeds bij. Het behoort nu niet meer tot de standaardprocedure, maar er wordt ons beiden een morfinepomp toegezegd.

De anesthesist wenst ons veel sterkte en succes. Met een enthousiast: 'Tot morgen!' laat hij ons achter. Alsof we morgen iets gezelligs gaan doen. Het leven is een feest, nietwaar? Waar maken wij ons druk over? Onze kaarten zijn geschud, ze verbergen de toekomst. Morgen worden ze geopenbaard. De kaarten vertellen onze waarheid. Morgen…

Rotterdam, Erasmus MC, 23 augustus 2004, na 20:00 uur. De gastenkamer op de tiende verdieping is vanavond ons domeintje. Een huiselijke ambiance in de grotendeels koele steriliteit van het ziekenhuis. Indirect licht, vitrage, luxe lederen stoelen, een leestafel en een tv. Samen overgeleverd aan de grillen van het lot, de openbaring van de kaarten.

'Het is misschien wel gek, maar ik voel me volkomen rustig vanbinnen,' vertrouwt José mij toe. Ze heeft de gave om kalm te blijven onder wezenlijke en zware druk. Ik voel het ook. Haar rust wordt mijn rust. Er daalt een soort van onbenoembare kalmte op ons neer. De gelatenheid van het overgeleverd zijn. Ik wens weg te gooien wie ik tijdelijk was. Eenmaal ingezet, is er geen weg meer terug. Geen *rechtsomkeert!* Wat mij betreft nooit meer. Ik heb mijn lessen geleerd.

We laten ons, heel triviaal voor het moment, meevoeren in de spanning van de olympische hockeywedstrijd Nederland versus Australië. In de pauze gaat José naar haar afdeling op de negende verdieping voor het aansluiten van het infuus.

Tussen de commercials door herhalen ze de fabuleuze zwemprestatie van Inge de Bruijn; 24,58 op de 50 meter vrije slag. Daarmee wordt ze de succesvolste Nederlandse olympische sporter aller tijden; viermaal goud, tweemaal zilver, tweemaal brons. Jaren daarvoor trainde ze bij mij in het sportcentrum. Het was een van haar mindere periodes, bijna niemand geloofde meer in Inge. Ze vocht zich met bloed, zweet en tranen terug. Ze is voor mij een symbool. Ik put kracht uit haar prestatie. Daaruit blijkt dat niets onmogelijk is voor hen die willen. Het is ook mijn devies: *nihil volentibus arduum!* Ik wil ook winnen! Morgen is de kampioene jarig, haar geboortedag. Wordt de vierentwintigste voor mij een hergeboortedag?

Later hoor ik piepende wieltjes op de gang. Alsof iemand zijn eerste rijles met een infuusstandaard krijgt. José komt botsend binnen, in nachtjapon en met het aangesloten infuus op de rijdende standaard. Het is begonnen!

Nederland wint met 2 tegen 1. Hand in hand vieren we de overwinning. Morgen winnen wij! We prenten het ons in. Maar we weten ook dat het lot zich geen gehoorzaamheid laat afdwingen.

Diep in elkanders ogen verzonken, een innige zoen. Ik voel een diepe genegenheid.

Tijd voor het afscheid. Samen naar de lift. Door de gang als gladiatoren. Ik hoor de leeuwen brullen. Laat ze maar komen, we zijn helemaal klaar voor onze titanenstrijd. Opnieuw een innige zoen. José in de lift. Een gek moment.

'Tot ziens in een ander leven, schat.'

Die laatste liefdevolle blik. De deuren sluiten zich en raken elkaar in een rechte streep. De rechte lijn van de waarheid. Het zachte geluid van de vertrekkende lift. Het systeem neemt het nu over. Een drukkende stilte die kwetsbaar maakt. Het is waar! In één ogenblik van helderheid overzie ik mijn hele leven. Een plotselinge eenzaamheid. Ik blijf haar ogen zien tussen de rechte lijn van de sluitende deuren. Er is geen mens die ik beter ken, er is geen mens van wie ik meer houd. Ik houd vol vanwege haar, ik ben geen lafaard door haar. Ze schenkt me moed, ik vecht voor haar, meer nog dan voor mezelf.

Terug naar mijn kamer. Het pilletje voor de nacht. Staren naar het plafond. Mijn handen bedekken mijn gezicht. Dikke tranen wellen geluidloos onder mijn vingers op. Ze is weg. Het enige waar ik nu aan kan denken, is mijn verlangen haar weer in de armen te vallen.

Vreemde geluiden, ze ebben weg. Door de nevels van mijn geest val ik een leegte in. En dan is er niets meer. Geen herinneringen, geen gedachten. Er is vrede in deze ruimte van het tijdloze niets.

Sesam open u!

Proef mij, Heer, en verzoek mij; toets mijn nieren en mijn hart.
Bijbel, Ps. 26,2

Rotterdam, Erasmus MC, kamer H1036, 24 augustus 2004. Verbijsterd ontwaakte ik vanmorgen uit een diepe, barmhartige en droomloze slaap.

Vanuit mijn ontsluimerende bewustzijn borrelt nu de prangende vraag op: waar ben ik in hemelsnaam? Het besef gaat snel over in de fundamentele waarheid van deze dag. De dag van de allesbepalende beproeving. Oog in oog met de werkelijkheid. De zon straalt en alles lijkt normaal.

Kamer H1036, na 08.00 uur. Vooral nu heb ik behoefte aan de aanwezigheid van José. Ik hunker naar haar. De continuïteit tussen ons is verbroken. Ze is op geen enkele manier bereikbaar. Slechts verbonden in gedachten. Ongrijpbare gedachten waar de tijd geen vat op krijgt. Filosoof en schrijver Jostein Gaarder kenschetste het begrip gedachten als volgt: 'De astronaut, pochend: "Ik ben al vaak in de ruimte geweest, maar ik heb nog nooit een engel gezien." De hersenchirurg, verbluft: "Ik heb al veel intelligente hersens geopereerd, maar ik heb nog nooit één gedachte gezien".' De gedachte verdwijnt niet.

Mijn hoofd duizelt bij de gedachte dat ze nu op de operatietafel ligt; voor mij, voor de toekomst van ons samen. De spanning is bijna ondraaglijk, ontluisterend. Ik verzuip er bijna in. Het gaat mijn begrip te boven. Zelfs na drie transplantaties is de diepe betekenis van dit moment niet wezenlijk te bevatten. Ik moet nu sterk en moedig zijn, hard zijn voor mijzelf. Deze onveranderbare situatie aanvaarden en me rustig laten meevoeren in de krachtige stroming van het proces.

Een sergeant der mariniers sprak ooit de volgende woorden: 'Hardheid heeft niets te maken met onmenselijkheid. Je mag pas hard zijn voor anderen als je die hardheid zelf kunt verdragen.' Ik heb het destijds geleerd en nooit meer verleerd. Ik zet de knop om, en hervind mijn kracht en moed. De spanning blijft, als een steen die zwaar op de maag ligt. Zorgen om José. Zorgen om mijzelf, ik ben nog nooit een transplantatie ingegaan met een actieve infectie.

Zo geef ik me nerveus, maar desondanks vol vertrouwen, over aan de welhaast surrealistische werkelijkheid van deze dag. Voor José, voor ons allebei.

Douchen en scheren als tijdverdrijf. Bezigheden leiden af en houden de spanning dragelijk. Een voorlopig laatste scheerbeurt. Ook van onderen.

'Scheert u zichzelf of zal ik het doen?' vraagt de zuster vriendelijk. Ze wijst daarbij zonder gêne op mijn kruis. De sympathieke verpleegster is overdadig voorzien van piercings. Ze intimideert mij onbedoeld en ongewild. Ik krijg visioenen van een vlijmscherp, wild zwaaiend mes, rakelings langs mijn piemel en klokkenspel. Verpleegkundigen hebben het immers altijd druk. Alles moet snel, snel, snel.

'Nee hoor, ik doe het zelf wel,' antwoord ik even vriendelijk.

In gedachten ontsnap ik aan een ramp. Ik koester het kleine beetje privacy dat ik nog even heb. Straks moet ik toch alle preutsheid laten varen. Haar op de borst, haar op de benen en dan een kaal kruis, van de navel tot ver in de liezen. Glimmend als een hondenkrulletje in de maneschijn. Ik voel mij als een langharige hond die door de dierenarts plaatselijk is kaalgeschoren. Geen gezicht! Gelukkig krijg ik geen bijtkap rond mijn hals.

Voorzien van een operatiejasje kruip ik in bed. Het ziet er goed gewassen uit, maar toch ruik ik vaag een menselijke geur die niet de mijne is. Een nadeel van de 'hondenneus' waarmee ik gezegend ben. Ik ruik een verre geur van angst en ziekte en spuit wat deodorant op het jasje.

Voortdurend een steen op de maag en zorgen om José.

Ik krijg de eerste dosis tabletten tegen afstoting, zogenaamde immuunsuppressieve middelen, antibiotica in verband met de darminfectie en een bètablokker voor een acceptabele bloeddruk en rustige hartslag. Het infuus wordt aangesloten met een hoge dosis prednison, een corticosteroïde of bijnierschorshormoon, eveneens tegen afstoting en als krachtige ontstekingsremmer. Tot besluit krijg ik een pilletje om rustig te worden.

Het is nu ook bij mij begonnen! Hoe zou het José vergaan?

Alsmaar «die steen op de maag en zorgen om José».

Terwijl ik kijk naar de Olympische Spelen, zak ik regelmatig weg en geef me steeds meer over. Het pilletje doet zijn werk. Nu en dan word ik wakker en zie geleidelijk de atleten weer vervagen tot wazige gestalten zonder substantie. Mist en leegte. Even geen zorgen.

Kamer H1036, 12:00 uur. 'Meneer Bek, het is zover!'

Ik word wreed gewekt en stijg op uit de mist. Geen atleten, maar een broeder. Direct weer «die steen op de maag en zorgen om José». Alsof er een mes in mijn lijf wordt omgedraaid. Mijn hart gaat bonken, mijn oren suizen. Een raar onbestemd gevoel in mijn hele lijf. Godallemachtig, het is zover!

Drie jaar toenemende ellende en onzekerheid. Drie jaar zo veel mogelijk verbergen van mijn zwakte. Het is in die omstandigheden moeilijk je tegenover de buitenwereld groot te houden. Een weloverwogen keuze uit trots en om onbehaaglijkheid bij anderen te voorkomen. Een keuze om zolang mogelijk door het leven te gaan zonder in een vakje geplaatst te worden. Ik ben er tot in al mijn poriën moe van geworden. Ik geef me nu over.

Dit wordt het moment van de niet te bevatten waarheid. Het is nu of nooit, alles of niets.

Mijn bed wordt vrijgemaakt, mijn kamergenote Eva wenst me sterkte. We hebben nog vrijwel geen contact gehad. Te veel in ons eigen wereldje. Het gaat nog niet zo goed met haar. Ze kreeg een nier van haar zus, maar er traden complicaties op. Ik kan me nu niet openstellen voor andermans leed, sorry. In mijn wereldje gaat het nu alleen om José en mij. Om onze toekomst. Louter onze toekomst. Niets meer, niets minder. Het niet-kwaadwillige egoïsme van de patiënt.

Ze rijden me de lift in. Ik ben versuft maar tegelijkertijd onwerkelijk helder. Nu sluit *de rechte lijn van de waarheid* zich voor mij.

«Een steen op de maag en zorgen om José».

Ik ben bang, volledig verzadigd met onversneden angst. Bang voor alle mogelijke consequenties van deze dag. Ik denk na over zaken waarover ik nu juist niet wil nadenken. Maar ik voel ook hoop. Angst en rustig vertrouwen strijden met elkaar. Ik ben sterk. Bijna onoverwinnelijk, voor José, mijn José. Ik maak het mijzelf wijs, het schenkt moed. *Tijgers, als jullie denken dat je echt niet meer kan, kan je nog eens zoveel!* Een les uit een ver verleden, voor eens en altijd verankerd in mijn ziel. Ik weet het, ik kan heel ver gaan. Mijn rustige vertrouwen wint.

Preoperatieruimte, kort na 12.00 uur. 'Hi, ik ben Anton van de anesthesie! Kom er gezellig bij.'

Hij coördineert de binnenkomst van patiënten met excentrieke vrolijkheid. Groene broek, groen jasje, groen haarnetje. De vriendelijke pisang is helemaal groen en loopt klakkend op de kenmerkende ziekenhuisklompen.

Ik word een grote ruimte binnengereden, de preoperatiekamer. Patiënten liggen in gedachten verzonken voor zich uit te staren, wachtend op een gewenste en gevreesde ingreep. Het lijkt wel een operatiefabriek uit een of andere sciencefictionfilm.

De hal der mutanten. Er hangt een drukkende stilte. De enge stilte van spanning en angst.

In een verre hoek van de ruimte ligt een blonde dame. Helemaal groggy van het kalmeringsmiddel denk ik dat het José is. Ik zwaai als een bezetene. Helemaal verbluft zwaait ze in een reflex terug en lacht me vriendelijk maar stomverbaasd en niet begrijpend toe.

Het kan natuurlijk helemaal niet, realiseer ik mij te laat. Stom, stom, stom! Ik voel me een complete randdebiel. Dichterbij lijkt ze totaal niet op José. O, wat ben ik een lul. Plaatsen ze me tot overmaat van ramp ook nog naast haar. Ik durf niet zijwaarts te kijken en doe of het volkomen normaal was dat ik haar zo overdreven groette. Ze zal wel denken: 'Wat een malloot,' of misschien: 'Wat een goor ventje... die is zelfs nog geil als ie geopereerd moet worden.' Ik ben mezelf niet door dat stomme pilletje. Ik maak een achterlijke fout en ben niet eens in staat het met een charmant grapje recht te zetten of het haar uit te leggen. Het zou ook zo'n complex verhaal worden. Zij heeft ook wel iets anders aan haar hoofd. Misschien is ze ook wel groggy. Ach, ik zie haar hierna toch nooit meer. Ga je af als een gieter op een van de meest cruciale momenten in je leven, wat bizar en onbeduidend tegelijkertijd. Ik ben blij als ze eindelijk wordt opgehaald voor haar operatie. Hoef ik dat vermoeiende acteerspel niet meer te spelen. Het verruimt mijn blik aan de rechterzijde aanzienlijk.

Aardige Anton helpt mij met het instellen van een tv. Ze hebben hier zelfs tv's! Ik kijk naar het olympische turngala in Athene. Het breekt de spanning enigszins, maar desondanks voortdurend «die steen op de maag en zorgen om José». Gek genoeg geniet ik van het gala. Het is een wervelende show, omlijst met muziek en lichteffecten. Het doet me denken aan onze voorbije danscarrière. De gedachte aan José emotioneert.

Een grote witte schuifdeur vormt de toegang tot de operatiekamers. Aan de andere zijde is José ergens «...zorgen om José». Achter die deur zie ik allemaal groene mannetjes en vrouwtjes. Iedere keer als deze deur zich opent, wordt er een patiënt opgehaald. Het wordt steeds stiller in de hal der mutanten. Mijn gedachten dwalen steeds weer af naar José. Ik zou het niet kunnen verdragen als het fout gaat. Alle schoonheid zou uit mijn leven verdwijnen.

Waarom duurt het toch zo godallemachtig lang? De drie voorgaande keren werd ik direct naar binnen gereden. Waarom nu niet? Gaat het wel goed? Sesam open u, alstublieft, ik ben er klaar voor. De deur opent zich waarachtig en er komt een anesthesieassistente met een bontgekleurd operatiemutsje op me af. Zou ik echt aan de beurt zijn?

Ze is bijzonder vriendelijk en meldt mij dat het nog wel even kan duren. De complexe vaatstructuur van José's nier is hiervan de oorzaak. Daarom moet de nier door de chirurg nog geprepareerd worden buiten haar lichaam. Ik hoef me nergens ongerust over te maken, want alles gaat erg goed. De nier moet zo kort mogelijk buiten het lichaam verblijven, dus ik lig hier op afroep. Het kan nog een halfuur duren, het kan nog een uur duren. Het is nog niet bekend.

Ik ben nu de enige in de zaal. Een eenzame mutant met een steeds groter wordende steen op zijn maag en groeiende zorgen. Ze zeggen nu wel dat het goed gaat. Gaat het werkelijk goed? Ik sterf duizend doden.

Pre-operatieruimte / Operatiekamer, 13:30 uur. Anderhalf uur lig ik hier al. Ondanks de geruststellende woorden val ik ten prooi aan groeiende onzekerheid, spanningen en emoties. Intelligentie en verstand betekenen op dit moment niets meer, zijn van generlei waarde. In stilte richt ik me tot de 'Oorzaak Van Alle Dingen', mijn beleving van een hogere macht, 'Alsjeblieft, laat het zover zijn...'

Sesam opent zich voor de zoveelste maal. Een groen leger valt binnen. Ze storten zich direct op de snoeppot die Anton op zijn bureau heeft staan. Vrolijke herrie doorbreekt de steriele stilte. Stoeien om een snoepje. Een alledaags menselijk tafereel in een voor een operatiepatiënt bizarre setting. Ik herken de anesthesist. José en ik ontmoetten haar voor het eerst in de polikliniek tijdens het pretransplantatieonderzoek. Een aimabel no-nonsensemens. Hoofd van het anesthesieteam. Ze komt naar me toe. Vriendelijke donkere ogen kijken me aan.

'Het is fantastisch gegaan. Ze heeft mij wel tien keer gezegd hoeveel ze van je houdt.'

De steen explodeert, alle opgebouwde spanningen en emoties komen tot eruptie in dat ene moment van allesoverheersende realiteit. Heftige emoties. De taal van mijn gevoel. Tranen stromen over mijn wangen. In de afgelopen drie jaar zijn die tranen er nooit geweest.

'Laat maar lekker gaan… ik begrijp het volkomen, wij zijn ook maar mensen,' zegt ze troostend en voegt daar op zelfbewuste toon: 'gelukkig,' aan toe. Haar ogen stralen een warme zachtheid uit, haar glimlach is vol begrip.

Ze gunt me even tijd om bij te komen. Ik voel een sterke verbondenheid met haar. Het moet zoiets zijn als het stockholmsyndroom, waarbij het slachtoffer sterke sympathie voelt voor de ontvoerder. Ook ik grijp me vast aan mensen waar ik op dit moment totaal afhankelijk van ben. Volgens mij vind ik nu iedereen bijzonder aardig.

Er gebeurt iets met me, iets waar ik eindeloos naar snakte. Er daalt een gevoel van mystieke overgave op mij neer. Ik ben er klaar voor, klaar voor de allesbepalende beproeving. Voor de belofte van een nieuw leven. Het gaat goed komen. Diep van binnen weet ik dat.

Sesam opent zich nu werkelijk voor mij. Met wangen nog nat van de tranen zie ik de chirurg verderop in de hal. Hij zwaait en steekt twee duimen in de lucht. Ik ben hem dankbaar voor dit alleszeggende gebaar. Een klein gebaar van onschatbare waarde. Opluchting, rust, vertrouwen en kracht, het is er nu allemaal.

De operatiekamer is groot en licht. In het midden staat een smalle tafel omzoomd met indrukwekkende apparatuur en operatielampen. Het is koud. Diverse mensen in het groen zijn druk bezig met allerlei voor mij onduidelijke werkzaamheden. Mijn bed wordt naast de operatietafel gereden. Het operatiejasje verdwijnt in bedreven handen. De losschietende drukknopjes maken een ratelend geluid. Naakt stap ik over naar de tafel, mijn hoofd in een steun, mijn linkerarm wordt vastgebonden op een plank. Ondertussen word ik discreet toegedekt met een heerlijk warm laken. Overal op mijn lichaam krijg ik plakkers met stekkers. Een assistent anesthesist plakt drie rondjes op mijn hoofd.

'Hiermee kunnen we pijn en de mate van bewustzijn meten tijdens de operatie,' informeert hij. Hij plaatst een zuurstofmasker over mijn mond. Ze werken in sneltreinvaart.

'Zo, nu is het net of ik ga duiken,' merk ik op.

'Dat vind ik nou leuk,' reageert de anesthesist, 'Deze zomer heb ik voor het eerst gedoken,' vervolgt ze enthousiast. Ze werkt geconcentreerd door aan mijn linkerarm en de infuusnaald.

Ik vertel haar kort van onze duikavonturen en zeg:

'Ik zou u graag onze foto's laten zien.'

'Nou, dan kom je toch gezellig een keertje langs,' antwoordt ze.

Ik raak volkomen ontspannen door dit gesprek. Wat een kanjer.

'Ik geef je nu iets waardoor de wereld gaat draaien en je een beetje dronken wordt.' Ze spuit een vloeistof in mijn infuus. 'Dus jullie hebben ook manta's gezien en zo?'

'Ja,' antwoord ik volkomen lazarus. De kamer draait en tolt.

'Dan weet ik waarover jij gaat dromen… welterusten!'

Het is het laatste wat ik me van haar herinner. Er brandt iets in mijn aderen, het stijgt vanuit mijn linkerarm zwaar naar mijn hoofd. Vormen vervagen. Gedaanten verdwijnen in een dikke mist. Stilte overstemt ieder geluid.

Het licht gaat uit. Een val in een volkomen tijdloos, droomloos gat. En toen was er niets meer. Geen waarnemingen, geen gedachten, geen verwachtingen, geen herinneringen, geen dromen, geen duisternis, geen licht, geen pijn, geen zorgen, geen ziekte, geen leegte, geen José, geen ik. Helemaal niets. De totale afwezigheid van iets. Mijn bewustzijn en zeggenschap zijn niet meer. Voelt de eeuwigheid zo? Is dit zoals de dood? Iets keert tot niets terug? Een laatste overgang. Niets om bang voor te zijn, toch? *Proef mij, Heer, en verzoek mij; toets mijn nieren en mijn hart.*

Uitslaapkamer, uren later. Uren zijn een flits. Van niets naar het licht. Van verdwijnen naar aankomen. Van duisternis naar licht, van licht naar schimmen, van schimmen naar een vaag beeld. Het enorme geweld van de stilte. Stemmen, ver weg, onsamenhangend. Pijn. Loodzware oogleden. Vechten tegen de duisternis. Knokken om wakker te worden.

In ontluikend kokerzicht verschijnt een mens. Een uitvergroot hoofd, een zwarte bril, een vrouwenstem van heel ver:

'Meneer Bek, het is goed gegaan hoor.'

Vage beelden materialiseren kortstondig. Geluk in de duisternis, het is goed gegaan! Steeds weer die val in dat zwarte gat. Ik vecht als een bezetene. Gemene pijn in mijn onderbuik. Ik krijg iets in mijn rechterhand gedrukt,

'Als je hier op drukt, krijg je morfine. Gebruik zo veel als nodig is.'

Ik druk als een waanzinnige, die knop laat ik nooit meer los. Zo veel als nodig is? Alles is nodig! Ik verga verdomme van de pijn! De pijn wordt erger. Zo veel pijn had ik de voorgaande keren niet. Met al mijn kracht vertel ik het haar, mijn tong plakkend aan mijn gehemelte, een rare, lallende, hese, zachte stem.

'Ik ga even bellen,' hoor ik ver weg.

Ze geeft me een extra spuit morfine en een zetpil.

Even later nog steeds die zware pijn. Het herhaalt zich nog tweemaal. Steeds weer bellen en steeds weer een spuit. De pijn zakt iets na verloop van tijd. Diep ademen doet nu pijn. Ik vertel het mompelend. Ze geeft mij zuurstof. Sissende slangetjes in mijn neus. Mijn keel staat in brand en ik vraag om water. Kleine slokjes uit een rietje. Godendrank.

Heel langzaam word ik weer een deel van de werkelijkheid. Ik hervind mijn bestaan. Ze heeft gezegd dat het goed is gegaan! Mijn besef komt volledig terug. Woorden krijgen werkelijk betekenis. Het is achter de rug! Ik vraag naar José en krijg te horen dat het heel goed gaat. Het volmaakte antwoord. Ik vier een persoonlijk feestje en druk de morfinepomp continu in. Verlangen naar euforische dromen, naar caleidoscopische velden vol prachtig gekleurde bloemen. In de ban van geluk en morfine, staat het beeld van José mij levendig voor de geest. De volmaakte beleving van het moment. Zorgen over wat ons nog te wachten staat, bestaan niet. Er is geen enkel contact met de toekomst. Meer dan de pijn, ervaar ik blijdschap over het mysterie van mijn hergeboorte. Mijn persoonlijke zandloper is omgedraaid.

Kamer H1036, 19:30 uur. Mijzelf koesterend in een tevreden roes, keer ik terug op de afdeling. Een gordijntje wordt dichtgetrokken. Lijdzaam onderga ik de grote activiteit rondom mijn bed. Kennelijk controleert men de diverse aansluitingen. Een felle misselijkheid komt op, gal borrelt van maag naar keel. Met concentratie en een rustige ademhaling lukt het me de golf ellende te overwinnen. Uit ervaring weet ik hoe pijnlijk overgeven in deze fase kan zijn.

'Knap van je,' zegt een verpleegster, ze houdt het nierbekkenschaaltje paraat. Ze deelt mee dat de familie wacht.

Mijn wereldje is nu heel klein, met een zeer beperkt tijd- en ruimtebesef. Mistig kokerzicht afgewisseld met momenten van geruststellende dromen zonder concrete beelden. De oogleden zwaar als lood, beelden vertroebeld door wimpers. Het knopje van de morfinepomp vastberaden in mijn rechterhand. Een tijdelijke morfinejunk vol overgave.

'Als u op dit rode knopje drukt komen wij snel,' hoor ik iemand zeggen. Nog een knopje erbij! Roes of niet, ondanks de troebele waarneming zijn beide knopjes feilloos in mijn geest geprent.

Nu en dan is daar het beperkte besef van de voorbije operatie. De operatie als schakel tussen verleden en nieuwe toekomst. Momenten van roes afgewisseld door nevelige beelden van de realiteit. Of is er sprake van heldere hallucinaties? Steeds meer heb ik moeite om wakker te blijven.

Ineens zijn daar mijn ouders. Moeder aan de linkerzijde, vader aan de rechterzijde. Als *sinistra* en *dextra,* het vrouwelijke en mannelijke onderscheiden in links en rechts. Alles klopt.

'Het gaat heel goed met José.' Uit de mond van mijn ouders krijgen deze woorden nog meer waarde. Een plotselinge overgave. Alle diepe emoties en gedachten die horen bij dit gelukkige moment komen vrij. De heerlijke ontlading van in jaren opgebouwde spanning. Ze houden mijn handen vast en bieden troost. Gedrieën ondergaan we de zuiverheid van dit moment. De pijn is er, maar een intuïtief en wezenlijk gevoel zegt me dat het goed zit.

'Jullie moeten naar José en haar zeggen dat ik verschrikkelijk veel van haar houd.'

Als geëmotioneerde boodschappers nemen zij afscheid. Ik zink weer weg in een onsamenhangende maar geruststellende gedachtewereld.

Plotseling staan mijn broer René en mijn schoonmoeder aan bed. Ik knijp ze stevig in de handen. Wil ze mijn kracht laten voelen. Laten voelen dat het allemaal goed komt. Wederom een ontlading van emoties.

'Ik vind jullie ontzettend sterke mensen,' zegt mijn schoonmoeder vol overtuiging.

Bij het afscheid, geef ik mijn broer de opdracht om José namens mij een zoen te geven. Ik wenk hem alsof ik hem een geheim wil toevertrouwen. Hij plaatst zijn oor voor mijn mond en ik fluister:

'Niet tongen, hè.' Er verschijnt een grijns op z'n gezicht.

Ik wil luid lachen, maar de pijn weerhoudt me. Met de handen op de buik en de ogen dicht produceer ik een zielig surrogaat lachje. Een eerste uiting van terugkerende humor.

Met een: 'Zo ken ik je weer,' verlaat René, samen met mijn schoonmoeder, de kamer.

Doodmoe en bijna dronken van de goede gevoelens val ik in een diepe, tevreden slaap.

Eindelijk zijn daar de velden vol felgekleurde bloemen.

De eerste etappe

En ik was omhoog gebracht vanuit de afgrond, herboren, opnieuw bevestigd, door krachten die mijn begrip en verstand te boven gingen.
O. Sacks

Een zeer onrustige avond volgde. Van de droomwereld binnen mijn geest, naar de realiteit rondom mijn bed en vice versa. Frequente controles dwongen mij steeds van die ene wereld naar de andere. Die avond was ik een soort naïeve realist. Ik bezat een bijzonder enkelvoudige voorstelling van de werkelijkheid. Onder invloed van de morfine en hoge doses prednison was deze vooral ook nog eens euforisch. Ik was David met de dode Goliath aan zijn voeten. Ik voelde me zeer prettig binnen dat onbewuste kader van beperkte waarneming. Het was immers mijn absolute waarheid van dat moment. Het comfort van de absolute zekerheid; met betrekking tot het goede functioneren van de nier, het welzijn van José en onze bruisende toekomst. Toen geloofde ik dat zeker. Vreugde alom. Zou deze zekerheid standhouden?

Kamer H1036, 25 augustus 2004, na 0:00 uur. Champagne, het smaakt als champagne, als een elfendrank uit Lord of the Rings. Water, ijskoud water, ik krijg er geen genoeg van. Bij iedere controle vraag ik de vriendelijke broeder om ijswater met een rietje. *Likkebaardend, lekkerlessend, kloek, drink het fris, drink het…* Eindelijk, ik mag drinken, drinken zo veel als ik wil. Sterker nog, ik moet drinken zo veel als ik kan. Ik zuip als een dromedaris na een wekenlange karavaantocht. Letterlijk genieten met volle teugen. ...*Stemmensmerend, razendflitsend...* De gehate beperking drink ik gulzig van me af. Zo gretig dat ik nu echt een keer goed misselijk word. Gal kolkt in mijn keel. Verscheurende pijn van verse wonden verspreidt zich. Het is de prijs meer dan waard. ...*Snelvibrerend, koel, koel, koel...*

Kamer H1036, rond 3:00 uur. In mijn blije droom voert een bovenzinnelijk licht mij naar de buitenwereld.

Het licht van een zaklantaarn straalt in het donker. De broeder kijkt zeer bezorgd. Tijdens de nachtelijke controle constateert hij dat mijn splint niet functioneert. Een splint is een smalle katheter, die door de buikwand in de urether van de donornier is geplaatst. De splint controleert de urineproductie van het donororgaan.

Ik laat mij niet van de wijs brengen, mij de euforie niet ontnemen, en zet vastberaden alle feiten op een rijtje. De 'normale' blaaskatheter – de katheter die via de penis in de blaas is geplaatst – produceert erg goed. Zelfs meer per uur dan ik tijdens de dialyseperiode in twee dagen pieste.

Ik ben ervan overtuigd dat de splint op een of andere manier verstopt zit en door mijn urine gepasseerd wordt.

'Broeder, ik weet zeker dat er niets aan de hand is, ik voel mij hartstikke goed!'

Hij antwoordt nuchter: 'Het goede gevoel kan ook komen door de morfine en prednison' en doet vervolgens wat hij moet doen: hij belt de dienstdoende chirurg.

Wat een gelul denk ik, het komt heus niet door de medicijnen, echt niet. Ik voel het toch diep van binnen, bovendien: wat is er mis met mijn redenatie? Mijn verstand is heus niet verward door de medicijnen. Dat ik er heerlijk van droom en mooie bloemen van zie, oké. Het heeft geen enkele invloed op mijn verstand. Kom nou!

De gearriveerde chirurg kijkt bezorgd. Twee bezorgde mensen aan mijn bed, terwijl ik vol overtuiging jolig lig te doen. Ik snap werkelijk niet dat ze mijn mening en logica niet kunnen delen en schenk mezelf nog maar eens een shot morfine. Mijn ingezette feestje laat ik door niemand verpesten, er is immers niets aan de hand. Daar ben ik heilig van overtuigd.

De chirurg geeft opdracht tot een echo-onderzoek. Rond de klok van vier uur 's nachts word ik mijn kamer uitgereden. Ik lach er maar om. Tijd voor nog een shotje morfine, het zal wel extra pijn gaan doen als ze met die echotransponder over mijn verse wond gaan zitten raggen.

Een reis door de donkere gangen van het verlaten ziekenhuis, met de broeder als gids en stuurman. Deuren openen en sluiten zich piepend, als door onzichtbare handen bewogen. Een mysterieuze en onheilspellende sfeer, alsof we door het voorgeborchte van de hel rijden. Even wordt mijn euforie doorbroken en voel ik mij een verdoolde ziel in de duisternis van een onheilspellende nacht. Is dit een reis naar de wanhoop? Nee, echt niet! Ik sta niet toe dat mijn zekere weten in verwarring wordt gebracht. Voor de zekerheid toch maar een shotje morfine.

Op de echotafel zie ik voor het eerst mijn operatiewond en schrik: Kolere! Hij is veel groter dan voorgaande keren. Bovendien hebben ze hem met nietjes gehecht. Een niet al te fraai gezicht. De wond lekt vocht en uit mijn zij hangt een dikke wonddrain vol met bloederige drab. De splint verdwijnt ter hoogte van de schaamstreek in mijn opgeblazen buik en de blaaskatheter penetreert mijn piemel. Een onthutsend plaatje. Alsof je naar een lichaam kijkt dat niet het jouwe is. Een soort opengesneden monster van Frankenstein. Een geobduceerd lijk op de snijtafel van een forensisch instituut.

Máár, het komt uiteindelijk allemaal goed, ik weet het uit ervaring. Tijd voor nog een shotje! Ik besef niet dat er een maximale morfinedosis is ingesteld. Het placebo-effect doet ook hier zijn goede werk.

De echo toont aan dat de nier goed doorbloed wordt. De nierkelkjes lijken iets vergroot, wat kan duiden op een iets te hoge druk als gevolg van postoperatief vocht. Ik hoef mij geen zorgen te maken volgens de arts. Ik zei het toch! Opluchting. Had ik me toch heel even laten intimideren door die serieuze sfeer. Echt maar heel, heel even...

Op mijn kamer keer ik terug naar mijn dronken gevoel van gelukzaligheid.

Diezelfde morgen verrichtte men nogmaals een echo-onderzoek van de donornier en op de afdeling nucleaire geneeskunde onderging ik een scanning van de nier. Deze onderzoeken toonden aan dat de nier, in tegenstelling tot de splint, naar behoren functioneerde. Het disfunctioneren van de splint had geen enkele consequentie voor mijn herstel.

Het is evident dat mijn waarneming en beleving die nacht sterk werden beïnvloed door de medicatie. Desondanks bleek mijn redenatie met betrekking tot het disfunctioneren van de splint juist.

De ongekend hevige napijn in mijn onderbuik werd veroorzaakt door de tijdens de operatie verwijderde substantiële hoeveelheid littekenweefsel uit het operatiegebied. Eerdere transplantaties waren daarvan de oorzaak. Om in de woorden van een mij bezoekende chirurg te spreken: 'Er moest flink gesneden worden. Het was een hele klus.'

Ondanks de aanhoudende spirituele lichtheid en blijdschap, was daar ook het opkomende besef van de strijd die gestreden moest gaan worden ten behoeve van het 'werkelijke' herstel. Een lang proces van vallen en opstaan, van tegenslag en voorspoed, van teleurstelling en vreugde. Een pittige periode volgend op de transplantatie. Wijs geworden door ervaring, was ik klaar voor deze strijd. Volgens een oosterse wijsheid moeten wij om het pad voor ons te kennen, vragen stellen aan degenen die terugkeren. Ik was zelf bekend met het pad voor mij, ik was immers al drie keer teruggekeerd. Een lange tocht met pittige etappes, van het primaire herstel tot en met het herbereiken van een maatschappelijke status, van de diepste passiviteit tot en met de grootst mogelijke activiteit.

Ik stond nu voor de eerste etappe. De periode tot en met mijn ontslag uit het ziekenhuis, de fase van het primaire herstel. Voorlopig kon ik mij nog één dag wentelen in de roes van morfine, en in de blijdschap over de geslaagde operatie. Vele onzekerheden zouden nog volgen op het pad der vooruitgang. *De dalen zijn meegestegen. Omgekeerde bergen. We hebben nog een lange weg te gaan.*

Kamer H1036, rond 10:00 uur. Daar lig ik dan. Ik word flink 'aan het lijntje' gehouden. Vochtinfuus, morfinepomp, heparinepomp, zuurstof, blaaskatheter, splint, wonddrain.

Vanmorgen rond de klok van zes vielen twee jolige broeders de kamer binnen. Verblindend tl-licht flikkerde aan.

'Goede 's morgens goudhaantjes! Thee met een kaneelbiscuitje?'

Controles. Bloeddruk, temperatuur. Urine werd afgetapt uit de katheter en de geplaste hoeveelheid bepaald. Potjes medicijnen op het nachtkastje.

'Sorry, de oorthermometer is kapot, het moet vandaag rectaal, omdraaien!' de broeder keek me zonder blikken of blozen aan.

Kut, dacht ik, moet ik nu met al die pijn zo'n ding in m'n reet laten douwen?

'Grapje!' De broeder grijnsde van oor tot oor.

De toon was gezet. Deze broeders houden dus van een grapje, nou dat treft, ik ook.

De thee smaakte geweldig. Het kaneelbiscuitje at ik tegen heug en meug. Het ontbrak mij nog totaal aan trek. Later nam de prikzuster de eerste buisjes bloed af. Rond de klok van acht mijn eerste ontbijtje. Dikke cementachtige pap. Drie schalen met verschillende smaken en als klap op de vuurpijl een blikje angstaanjagende fruitmoes.

'Kijk maar wat je lust.'

Ik at één schaaltje 'cement' met een kunstmatig bananensmaakje. Gadverdamme! Echt bikkelen. Mijn eetlust was nog totaal afwezig.

Tijd voor mijn wasbeurt! Schone lakens, handdoeken, washandjes en een teil zijn al demonstratief naast mijn bed gezet. Voor de zekerheid maar een shotje morfine.

Daar komt de vliegende reinigingsbrigade. Twee kordate zusters. Alles wordt in stelling gebracht. Mijn toilettas wordt al keurende uitgepakt.

'O, deze douchegel ken ik niet, is ie lekker?' De zuster drukt de dop open en knijpt er een vleugje lucht uit, 'Oh, heerlijk.'

Water in de teil, bed plat, gordijntjes dicht, lakens teruggeslagen, doorgelekt verband verwijderd. Mijn operatiejasje wordt resoluut losgerukt en de washandjes in de teil gedoopt. Als revolverheldinnen staan ze met hun lekkende washandjes in de aanslag. En daar lig jij dan, met je hele hebben en houden, met alle slangen, opgeblazen kale buik, wond met nietjes en zo'n rare slang in je van angst teruggetrokken piemel. De zusters kledderen er lekker op los. Ze slaan geen gaatje of kiertje over.

'Meneer Bek...'

Ik onderbreek de zuster – 'Alsjeblieft gewoon André,' ik heb per slot van rekening nu toch geen geheimen meer.

'Oké, André dan... kan je voorhuidje naar achteren?'

Alsof het de normaalste zaak van de wereld is antwoord ik, van de schrik bekomend: 'Ja, eh, natuurlijk.'

En de zusters kledderen er weer lustig op los. Mijn bed is nu zeiknat. Blijkbaar lezen ze mijn gedachte:

'Maakt niet uit, dat verschonen we straks toch.'

Terwijl de zusters stevig aan het schrobben zijn, poets ik mijn tanden en was mijn gezicht. De *five o'clock shadow* laat ik lekker zitten. Dat scheren komt wel. Mijn doorweekte onderlaken wordt ingenieus vervangen. Ik krijg een zogenaamd hoestkussentje. Bij hoesten en niezen – ik moet er werkelijk niet aan denken – kan ik dit kussentje op mijn buik drukken. Mijn eigentijdse knuffelbeertje tegen de pijn.

Schoon bedje, fris geurend pyjamajasje, eau de toiletje, ademfris, deodorant 'Oh, deze is ook heerlijk', kraakheldere André. Doodmoe maar voldaan na deze rigoureuze 'wasstraat', kan mijn dag niet meer stuk. Eigenlijk wil ik nu alleen nog maar José's stem horen.

Ik bel haar mobiel. Via de ether, één gesloten universum. Twee vermoeide zwakke stemmetjes. Het uitwisselen van de eerste ervaringen. Diepe ontroering. Het gaat goed, voor het eerst horen wij het over en weer uit de eerste hand. Spanningen vloeien weg. Een snik, volledig in elkaar verloren.

'… dag lieverd.'

Nooit eerder lag ik direct na de transplantatie in een 'gewone' ziekenhuiskamer. Ik lag nu direct na de ingreep naast een medepatiënt.

Voorheen was een veel strenger besmettingsvermijdend regiem van toepassing. Dit manifesteerde zich in het gebruik van een isolatiekamer. Een moderne overdrukkamer met sluis. De eerste dagen waren slechts twee, steeds dezelfde, bezoekers toegestaan. Na het grondig wassen van de handen en het aantrekken van een schort en muts mochten ze naar binnen. Andere bezoekers konden voor het raam van de sluis, via een intercom, met je praten en 'aapje' kijken. Bibliotheekboeken en eerder gelezen boeken waren uit den boze.

Het klinkt dramatischer dan het in werkelijkheid was. Alles had je voor jezelf. Maximale privacy en luxe. Eigen toilet en wasgelegenheid. Telefoon, tv, elektrische zonnewering. Aanvankelijk was het isolement zeer prettig, maar het werd gekmakend als je er langer moest vertoeven. De isolatiekamer transformeerde dan in een isolatiecel, de patiënt in een gevangene. De hel van de eenzaamheid. *De hele dag hoor ik die sirene. De kenmerkende drietoon in mijn hoofd. Ik heb al naar buiten gekeken, maar er rijdt écht geen ambulance. Ik word gek!*

Veranderde wetenschappelijke inzichten en verbeterde medicatie hebben geleid tot een veel milder regiem. De isolatiekamer na een niertransplantatie is verleden tijd. Gelukkig? De tijd zou het leren.

Kamer H1036, later die dag. De balans slaat geleidelijk door, van naïviteit en euforie naar de realiteit van de dag. Steeds minder de geprogrammeerde en verlangende druk op die magische morfineknop. De eerste hoopgevende bloeduitslag via de sympathieke zaalarts. Afvalstofspiegels verbeteren, maar zijn nog niet wat ze wezen moeten. 'U moet echt heel veel drinken meneer Bek,' drukt ze me op het hart.

Ik krijg vanaf dat moment continu de beschikking over een fles bronwater. Spoelen, spoelen, spoelen en natuurlijk... heel, heel veel plassen. Ze koppelt mij los van de zuurstof en besluit de dialysekatheter te verwijderen. Een hoopgevend teken. Ze doet dit alleen bij een reëel vertrouwen in een zich herstellende nierfunctie. Een resterend symbool van het deprimerende dialyseverleden verdwijnt achteloos bij het ziekenhuisafval. Straks kan ik weer heerlijk onder de douche en lekker wegzakken in een warm bad. Ik herwin iets van mijn vrijheid.

Mentaal wapen ik me voor wat komen gaat. Ik weet het maar al te goed. Zware dagen liggen voor de boeg. De eerste fase van het herstel. Het erop of eronder gevoel (slaat de nier aan?) mogelijke blaaskrampen, het pijnlijk op gang komen van de darmen, de eerste pijnlijke stapjes buiten bed, bizarre dromen als ontwenningsverschijnsel van de morfine, dagelijkse onzekerheden met betrekking tot bloeduitslagen en urineproductie, onzekerheid over het verloop van de darminfectie, keer op keer een pijngrens ervaren bij toenemende activiteit, en de belangrijkste zorg: hoe gaat het met José?

Mijn hoop overtreft gelukkig mijn angst en mijn spookbeelden. Strijdvaardig en vastberaden zie ik deze dagen tegemoet. Kom maar op. Ervaring heeft zo zijn voordelen.

Ik heb tot nu toe slechts sporadisch contact met mijn medepatiënte Eva. Het contact is redelijk formeel en het gordijntje tussen ons blijft nog voor de helft gesloten. Ik tast een beetje af:

'Heb je vannacht veel last van mij gehad? Al die controles en dan die heisa over de splint.'

Eva antwoordt bescheiden en met nette stem: 'Nee hoor, ik heb uiteindelijk maar mijn oordoppen in gedaan. Dat werkt goed joh! Het was alleen vervelend dat ze mijn bed moesten verschuiven om jou uit de kamer te rijden.'

'Nou, sorry hoor,'

'Nee joh, daar kan jij niets aan doen. Zo gaat dat nu eenmaal een eerste nacht. Wat bleef jij nuchter zeg! Je was er echt van overtuigd dat er niets aan de hand was hè?'

'Ja, absoluut.'

Ik vraag hoe het nu met haar en haar zus gaat. Ze doet uitgebreid verslag en vraagt naar mijn belevenissen sinds het vertrek – gisteren – uit de kamer.

'Moest je zo lang wachten? Mij reden ze direct naar binnen.'

Zo babbelen we verder. Ervaringen worden uitgewisseld.

Nu heb ik mijn vierde transplantatie ondergaan. Viermaal een ander verhaal. Mijn vier verhalen blijken bovendien totaal anders dan Eva's verhaal. Het is altijd een ander verhaal! Maar er zijn vooral ook veel raakvlakken. Raakvlakken op emotioneel gebied, op het gebied van onzekerheden en angsten, op het gebied van beleving. We vinden elkaar op die raakvlakken. Van medepatiënten transformeren we naar lotgenoten. Het klikt met Eva. Ik heb geen heimwee naar de isolatiekamer. Langzaam verdwijnen afstandelijkheid en formaliteit. Uiteindelijk schuift Eva het gordijntje symbolisch open. *Brother and sister in arms.*

Er wordt op de deur geklopt. De transplantatiecoördinatrice steekt glimlachend haar hoofd om de deur.

'Halloooo... Ik heb een verrassing voor je!' Ze kijkt me blijmoedig en trots aan in de wetenschap dat ze mij iets gaat presenteren. Ze schept een verwachting. De deur gaat verder open. Gerommel achter de deur. Ze manoeuvreert José in een rolstoel naar binnen en parkeert haar naast mijn bed. Een infuusstandaard op wieltjes volgt piepend en onhandig botsend.

Een veelbetekenende glimlach. Ik ben totaal verbaasd en zoek naar woorden.

'Kijk nou, wat een verrassing, hallo...!'

'Ik kon het niet langer uithouden, ik moest je zien,' antwoordt José gedecideerd met haar nog zwakke en iets lijzige stem.

Ze ziet er vermoeid uit. Haar hoofd hangt zwaar tussen haar schouders. Een bleek gezicht omzoomt met sluik haar. Zware oogleden. Ze is naar eigen zeggen nog licht in haar hoofd.

De rolstoel past maar net naast mijn bed. José kan niet opstaan uit haar stoel en ik kan nauwelijks naar voren komen. Een stevige knuffel – waar wij beiden zo naar verlangen – is fysiek onmogelijk. Hand in hand is het maximaal mogelijke contact. Het is genoeg voor nu. Warmte overspoelt ons. De alles betekenende blik over en weer. Tevredenheid, geluk, trots, liefde, zorg, het is er allemaal. Emotie zonder het emotionele. Je zou verwachten dat juist dit het moment van tranen is. Maar ze blijven uit. We voelen ons bevrijd van een enorme last. Veel woorden zijn niet nodig. De waarheid bevindt zich tussen de woorden, in de stilte. In elkaars aanwezigheid zijn is nu alles. Niets is alles.

Na tien minuten is José kapot van vermoeidheid. Gelukkig en tevreden nemen we afscheid. José fluistert: 'Je bent er weer, stuk van mij.' Een extra kneepje in de hand, een diepe blik. Ik zie de oceaan.

Samen hadden we een onmetelijke afstand afgelegd. Het eerste deel van onze bewogen reis zat erop.

Wij stijgen op

Luctor et emergo – Ik worstel en kom boven.
Devies in het wapen van Zeeland

In feite zat ik erop te wachten. Alsof het toenmalige heden slechts een inleiding vormde tot iets heftigs. De felle krampen kwamen als een duvel uit een doosje. Dan drukte ik mijn hoofd ver achterover diep in de kussens, grepen mijn handen krachtig in de lakens, stokte mijn adem en zette ik mijn benen met kracht af tegen het voeteneind. Terwijl ik mezelf dwong door te ademen, veranderde mijn lichaam op zulke momenten in de boog van een massaal spasme. Mijn krampen werden steeds gemener. Toch was ik blij. Dit was de karakteristieke pijn van herstel, goede pijn, extra hevig omdat de buik na een transplantatie toch al zo gevoelig is. Het op gang komen van de darmen. Toen ik dit na de eerste transplantatie meemaakte, raakte ik in paniek.

Borrels in de buik, het ophopen van lucht en het verlangen naar bevrijdende scheten. Sans gêne.

'Sorry Eva.'

'Geeft niets, laat maar lekker gaan hoor, ik weet hoe het oplucht.'

Het hoorde er nu eenmaal bij. Een verpleegkundige kwam me vertellen dat hij een slang kon plaatsen ter bevordering van de ontluchting. Ik wees deze service vriendelijk van de hand. Een eerdere ervaring was mij bijgebleven:

Rotterdam, AZR Dijkzigt, het huidige Erasmus MC, augustus 1985. Alsof er een tuinslang in mijn achterste zit. Het inbrengen alléén was al een uiterst gênante ingreep. De plastieken uitlaat moet mij bevrijden van de overmatige darmgasdruk. Ze hebben hem via mijn anus ver naar binnen geschoven. Rond het uiteinde is een luier aangebracht. Eventuele 'productieve' ongelukjes kunnen zo effectief worden opgevangen en geabsorbeerd.

Mijn buik is zo gevoelig, dat ik niet in staat ben de heftige krampen te incasseren. De pijn is hels. Discreet verborgen onder de lakens ligt de slang nu – in afwachting van wat komen gaat – tussen mijn benen.

Ik laat het eerste voorzichtige windje. *Pfffff.* Dat gaat goed! Nog eentje, nu veel groter en langer. Alsof ik als een beginner met een falende embouchure op een trompet blaas. Het puffende geluid klinkt onwerkelijk. Het meest vreemde daarbij is, dat ik het kenmerkende vibrerende gevoel van een wind mis. Ik blaas er lustig op los. De spanning vermindert en mijn krampen nemen af. José zit naast me en is blij met mijn opluchting.

'Sorry hoor,' zeg ik heel schuldbewust.

'Nee joh, geeft niets.' Ze wappert met een tijdschrift de bedorven lucht uit haar richting. 'Laat maar lekker gaan, kom op, nog een keer,' moedigt ze me aan alsof ik de eindstreep nader.

En ik puf, en ik blaas, en ik fluit mij de weg naar bevrijding.

Een heftige, hopelijk laatste, kramp dient zich aan. Ik lijk wel een trombonist die er fanatiek op los toetert in *Die Moldau* van Smetana. Er komt geen einde aan mijn partituur en als klapstuk zet ik – daarbij enthousiast aangemoedigd door José – nog even extra aan. Een paukenslag, het slotakkoord.

José snelt weg.

Bevreesd til ik mijn lakens op. Mijn god!

Via de 'tuinslang' heb ik als een gierwagen mijn smurrie rond gesproeid. Alles zit onder. De zekering is met kracht van de slang geknald en drijft als een dooie vis in de drek. Een waar klapstuk. Uiterst gegeneerd druk ik op de rode knop. Ik ben weliswaar opgelucht, de krampen zijn verdwenen, maar mijn gevoel van menselijke waardigheid is volledig uitgescheten.

'Ik wacht hier wel even, ze komen er al aan,' deelt José me vanaf de gang meelevend mee.

De morfinepomp en vochtinfuus – ik dronk nu voldoende op eigen kracht – werden losgekoppeld. Twee slangen minder. Wat aan tuigage restte, waren een heparine infuus, een wonddrain, de splint en een blaaskatheter. Morfine werd vervangen door een maximale dosis paracetamol. In rust had ik nog nauwelijks pijn, er was eerder sprake van een grote gevoeligheid.

Ik werd weer in bed gewassen, maar nam het grootste deel voor eigen rekening. Mijn onderste extremiteiten, rug en billen besteedde ik nog uit.

José kwam zo nu en dan lopend op bezoek en we belden elkaar regelmatig. Hartverwarmende kaarten stroomden binnen en we maakten de eerste afspraken voor bezoekjes van vrienden.

De progressie was evident. Een enorme vooruitgang, zeker in aanmerking genomen dat dit pas de tweede dag na de forse ingreep was. Wij kwamen langzaam boven. *De stilte van onderwater en de hypnotiserende ademgeluiden maken plaats voor de vrolijke geluiden van het strand.*

Geduld, geduld, geduld

Je voelt je niet thuis waar je woont, maar waar ze je begrijpen.
C. Morgenstern

Kamer H1036, 27 augustus 2004, 6:30 uur. Ik word wakker met een groeiend besef. Mijn vitale 'ik' keert steeds meer terug. Vooralsnog meer in mijn geest dan in mijn lijf. Ik weet als ervaren patiënt en fysiotherapeut maar al te goed wat mij te doen staat.

Mijn willende geest roept om actie. Ik zal mijn fysieke grenzen moeten gaan verleggen. Volgens de fysiologische wet 'functie bepaalt de vorm' kan ik mijn conditie alleen verbeteren als ik mijn lichaam in actie breng. Handelen moet ik, het lichaam reorganiseert zich niet vanzelf tot een perfect geheel. Rust roest. Geen kleinzerigheid, weg met die totale bedlegerigheid! Van het willen, naar het bikkelen en vechten. Gewoon doordouwen. *Tijgers, als jullie denken dat je echt niet meer kan, kan je nog eens zo veel!* Het is de hoogste tijd om de tijger in mij wakker te schudden.

Het is een onverwacht keerpunt. De bedwelming van het morfinedelirium laat ik achter mij. Ik raak volledig overtuigd van de noodzaak tot wezenlijke beweging. 'Bewegen is leven', was altijd mijn devies.

De eerste stap is klein, maar ik ervaar het als topsport. Als een kreupele en gebogen Quasimodo, terwijl ik alle slangen, zakjes, 'toeters en bellen' achter me aan sleep. Mijn lijf komt in beweging. Zelfstandig wassen, zittend op een stoel, en de eerste toiletgang. Een nieuwsgierige blik in de spiegel, ik zie hoopgevende lichtjes schijnen in een vermoeid gezicht. De dofheid is uit mijn ogen verdwenen. Dood- en doodmoe verleg ik mijn grenzen. Met die eerste stappen word ik weer langzaam een organisch geheel. De reorganisatie van mijn lijf is ingezet. Een tastbaar en glorieus moment.

Mijn darmen spelen nog flink op en ik maak mij zorgen over de aanhoudende darminfectie. Ik lijd nu al vijf maanden aan deze verdomd hardnekkige en belastende infectie. De artsen geven mij nog niet het zo gewenste vertrouwen in een spoedig herstel. Ze weten het gewoonweg niet, geven dit ook eerlijk toe. De opspelende angst wordt extra versterkt door de bloeduitslagen. De bloedspiegel van de afvalstof creatinine blijkt nog aan de hoge kant. Bovendien is de bloeddruk nog niet onder controle. Als klap op de vuurpijl meldt de chirurg mij zonder verder commentaar dat het deze dag 'erop of eronder' is. Pakt de nier zijn functie op of niet...?

Ondanks mijn angst en onzekerheden heb ik een vast en alles overheersend vertrouwen in een goede afloop. Dit niet beredeneerbare wezenlijke gevoel schenkt mij rust en zekerheid. Het avontuur van herstel en 'hergeboorte' laat ik ons niet meer ontnemen. Gehard in vastberadenheid heb ik geduld.

Kamer H1036, 27 augustus 2004, 10:00 uur. Juichend komt ze binnen.

'Ik mag vanavond naar huis!'

Een aanstekelijk enthousiasme. José is aangekleed en heeft naast een vermoeide, vooral een gelukkige uitstraling.

Ik ben compleet overdonderd. Het is werkelijk ongelooflijk! Ze heeft dinsdag een zware operatie ondergaan en mag nu, op vrijdag, alweer naar huis. Geweldig! Onvoorstelbaar.

'De chirurg vroeg hoe het met me ging, hij keek naar de wond en vroeg: "Waarom ga je niet lekker naar huis, meid?"'

Ze kan het zelf nog nauwelijks geloven. Wat ben ik trots op haar. Maar vooral ben ik heel blij, geweldig blij dat ze alles zo goed heeft doorstaan. Ze verlost me van mijn grootste zorg. Ze klaagt geen moment over zware pijn, zegt behalve de logische wondpijn, die pijn ook niet te hebben en laat de potjes paracetamol nu al onaangeroerd op haar nachtkastje staan. Haar bewegingen zijn wel opvallend behoedzaam. Met rotaties van haar romp en met hoog uitgestrekt reiken van haar armen moet ze nog oppassen. Ze toont trots haar litteken. Het is maar een klein streepje op haar buik.

'Daar zie je over een jaar bijna niets meer van...'

Een mooi litteken. Niet te vergelijken met de littekens die mijn broer en ouders met zich meedragen. In die tijd maakten ze nog joekels van incisies. Van onder de buik tot diep in de zij. Maar ook zij dragen hun littekens met trots.

'Ik bel je zo veel mogelijk en kom iedere dag op bezoek!'

José's enthousiasme kent geen grenzen. Ik waarschuw haar voor overmoed.

'Je bent echt niets waard als je straks thuis komt. Let maar op. Laat je maar lekker verwennen door mijn ouders. En denk vooral eens aan jezelf.'

'Dacht jij nou echt dat ik thuis zou kunnen blijven terwijl jij hier ligt?'

Ik moet het haar toegeven, het is – José kennende – geen reëel voorstel.

We knuffelen en verlangen naar de juiste dans, in de juiste sfeer en op de juiste melodie.

Geduld, geduld, geduld. Als patiënt leer je onherroepelijk de werkelijke betekenis van dit woord kennen. Ik moet ook nu weer geduld hebben. Wat verlang ik naar die 'juiste dans.'

In feite is een verblijf in het ziekenhuis – na een geslaagde niertransplantatie – een scheppende, zuiverende, louterende en bijna meditatieve ervaring. Je wereldje is op dat moment zeer compact en volledig te overzien, als tijdens een duik. Je concentratie is volledig gericht op dat ene doel: naar huis!

Uit 'naar huis' volgt een concreet nieuw leven: verder herstel, terugkerende vermogens, frisse zienswijzen en herlevend vertrouwen in morgen en overmorgen. Er liggen weer avonturen in het verschiet en doelstellingen zijn makkelijker haalbaar. Steeds meer besef ik dat het geen zin heeft je verdere leven als een langzame hardloper puffend achter materiële zaken aan te sjokken of doelen na te streven die net buiten je bereik liggen.

De implicaties zijn: een scherpere blik, toenemende praktische wijsheid en een veranderende levensfilosofie. Je neemt als het ware bezit van een nieuw levensplan. Nietzsche zei ooit: 'Als je geen bezit neemt van je levensplan, maak je jouw hele bestaan tot een toeval.' De grote vraag blijft echter: komen we ooit ergens?

Geduld, geduld, geduld.

Wat op dit moment voor mij telt, is dat José vandaag dáár naartoe gaat waar ze zich volledig thuis voelt en waar ze wordt opgevangen, verzorgd en verwend door dierbaren die haar meer dan volledig begrijpen.

Mij rest geduld. Ooit zullen wij onze 'dans' weer 'dansen'.

Jouw pies

En lief zijn mij de levenshandelingen,
het opstaan en het wassen en het kleden,
het ritueel der dagelijkse dingen
waarin men zich gereedmaakt voor het heden.
A. Donker

Kamer H1036, 28 augustus, 10.00 uur. Geluiden op de gang storen mij in mijn dagdromen. In gedachte was ik bij José. We spraken elkaar zojuist voor het eerst telefonisch vanuit de situatie: zij thuis en ik in het ziekenhuis. Ze deed me uitgebreid en beeldend verslag van haar eerste ervaringen thuis.

Zoals ik had voorspeld, is ze inderdaad nog niets waard gebleken in haar 'vrije' wereld. Tijdens haar eerste huiselijke avondmaaltijd viel ze aan tafel in slaap, helemaal kapot. Gevolgd door het herkenbare 'doodmoe-maar-niet-kunnen-inslapen'-fenomeen. Oneindig draaien en woelen. Warm en koud. In haar hoofd een kakofonie van stemmen en ziekenhuisgeluiden, verwarrende facetten van indrukwekkende herinneringen. Chaotische flitsdromen, een caleidoscoop van onsamenhangende beelden, gezichten en korte filmpjes. Haar oververmoeidheid won uiteindelijk. Alle beelden en geluiden versmolten via een draaikolk van zware ruis tot het rustgevende zwart. Daar vond zij stilte en verwerking in een geneeskrachtige, diepe slaap.

Kamer H1036, 28 augustus tot en met 3 september. Mijn ritueel der dagelijkse dingen kreeg in die week zijn beslag. Ik kwam stap voor stap tot leven. De ene dag in de vorm van een geleidelijke vooruitgang, soms even onderbroken door frustrerende stilstand of zelfs angstaanjagende terugval, dan weer een dag met sprongen voorwaarts. Bemoedigende golven van herstel.

Al met al verbeterden dag in dag uit mijn conditie, houding en actieradius. Mijn wereld werd daardoor steeds een stapje groter. Terug naar de ruimte van gezondheid. Van hospitalisatie naar groeiende zelfstandigheid en de volheid van het leven.

Die eerste gedenkwaardige warme maaltijd. Halve porties, licht verteerbaar. Het smaakte geweldig. Een eenvoudige maaltijd werd haute cuisine. Andijvie, aardappelpuree, kipfilet, jus en als dessert een schaaltje mandarijnencompote. Smullen! Een gulzige blik op de klok. Ik leefde opeens van maaltijd naar maaltijd. Het verslavende ziekenhuisritme. Heerlijk eten zonder beperkingen. Ik genoot van iedere smaaknuance en geur.

Lange 'postculinaire relaxatie' was mij nog niet gegund. Bubbels en borrels leidden de ellende in. Heftige krampen volgden. Een opkomende vloedgolf achter mijn knijpende kringspier noopte mij tot nietsontziende actie. Alles aan de kant! Gehannes met mijn slangen en containers op het toilet bracht mijn inwendige bom tot de kritische massa. De explosie als klaterend klapstuk. Brandend, irritant, pijnlijk en doodvermoeiend. Het was een frustrerend ritueel. Kweekjes toonden aan dat de Clostridium difficile bacterie nog steeds welig tierde in mijn darmstelsel. 'Raak ik die ooit nog kwijt?' vroeg ik mij bezorgd af. Toch, de artsen maakten zich steeds minder zorgen. 'Het gaat niet uit de hand lopen. Gewoon de weerstand geleidelijk opbouwen. Het komt wel goed. We blijven voorlopig doorgaan met antibiotica.' Ik kon niet anders dan daarop vertrouwen.

José kwam een keer op bezoek toen ik zat te hevelen met de blaaskatheter. De slang had niet goed gelegen en was onvolledig doorgestroomd in de verzamelcontainer. Al hevelend zei ik, wijzend op de heldergele inhoud:

'Kijk dat is jouw pies… en nu ook een klein beetje van mij.'

'Nee hoor,' antwoordde ze vol overtuiging, 'Het is nu helemaal van jou!'

Heldergele vloeistof met meer betekenis dan woorden konden uiten. Haar woorden schonken mij het warme gevoel van diepe verwondering.

Ik ontving steeds positievere berichten van de zaalarts. 'Meneer Bek, de creatininespiegel daalt. Probeer nóg meer te drinken'. Drie liter drinken, het kwam mijn neus uit. Van een krappe 750 milliliter per dag naar het viervoudige. Ongelooflijk. *Likkebaardend lekkerlessend kloek, drink het fris, drink het…* Water, karnemelk, thee, magere yoghurt, gifblauwe sportdrank, appelsap, milkshake, het kon niet op. Ik zoop!

Steeds meer ging ik weer voelen wat gezondheid betekende.

Regelmatig zat ik voor het raam, bewust van het uitzicht en genietend van de bruisende buitenwereld. In die wereld wilde ik ook weer een rol spelen.

Gaandeweg voerden Eva en ik meer diepgaande gesprekken. Dikwijls gevolgd door momenten van wezenlijke stilte. Stilte, het wezen van patiënt-zijn. Het diep in jezelf verkeren om alle ondergane indrukken en gevoelens een plaatsje te geven. Een langzaam evoluerende sfeer, van afstandelijk en introvert naar een gezellige, sociale sfeer. We deelden gevoelens van onzekerheid en vreugde en spraken elkaar moed in. Lotgenoten verbonden in kameraadschap. Als transplantatiepatiënten communicerend op dezelfde golflengte. Zij kreeg een nier van haar zus en ik van 'mijn' José. Er waren zo veel raakvlakken en overeenkomstige emoties. Gelukkig ging het steeds beter met haar. Ik verlangde op geen enkele manier terug naar die beklemmende sfeer van isolatiekamers.

Ik was zeer te spreken over mijn behandeling. Als een ware propagandist stak ik mijn loftrompet over het Erasmus MC. In mijn ruim twintigjarige ziekenhuishistorie was ik – als kritische patiënt – nog nooit zo complimenteus geweest. Dit gold voor zowel het personeel, als voor de behandeling en de verzorging. Ik beschikte noodgedwongen over een bovengemiddelde hoeveelheid ervaringsdeskundigheid. Zowel de artsen en medewerkers betrokken bij de pretransplantatiefase, als het operatieteam, de afdelingsartsen, medewerkers en verpleegkundigen van de transplantatie-unit blonken uit in gedrevenheid, deskundigheid, samenwerking en medemenselijkheid. Mensen met een merkbare passie voor hun vak. Gemotiveerd personeel, ondanks de hoge werkdruk altijd bereid tot uitleg, beantwoording van vragen, inwilliging van wensen of het uit de weg helpen van onzekerheden. Mensen die mij het gevoel gaven een medemens van vlees en bloed te zijn. Niet dé aandoening of dé gedepersonaliseerde patiënt, zoals ik zo vaak – zelfs recentelijk – aan den lijve had ondervonden. Zij vormden daardoor een niet te onderschatten positieve factor voor mijn herstel.

De totale passiviteit en intensieve verzorging werden geleidelijk vervangen door groeiende eigen verantwoordelijkheid.

Trieste herinneringen drukten mij, ook in deze periode, voortdurend met de neus op de feiten. Een transplantatie gaat niet altijd goed. In het dialysecentrum deden daarover de meest vreselijke verhalen de ronde. Over patiënten die na vijf jaar op de wachtlijst eindelijk aan de beurt waren en vervolgens werden geconfronteerd met acute afstoting. Over de mislukte transplantatie bij een dochter die van haar vader een nier kreeg. Jaren geleden lag ik te herstellen van een complicatie na mijn eerste transplantatie, toen een medepatiënte verderop in de gang vreselijk begon te schreeuwen. Mijn incasseringsvermogen was op dat moment nihil. Ik haatte haar. Een echte haat, uit de grond van mijn hart. Ik was hondsberoerd en leed veel pijn. Ik kon de onrust niet verdragen. Haar geschreeuw hield de gehele nacht aan. Toen was het stil. Doodstil. Ik was blij en opgelucht. Eindelijk rust. Het arme mens bleek die nacht te zijn overleden. Toen schaamde ik mij diep. Heel diep.

Tijdens deze periode leek het voorval zich te herhalen. Weer lag een vrouw in een van de aangrenzende kamers luid te huilen van de pijn. Op de toon van een machteloze. Haar gejammer ging door merg en been. Ooit had ik mijn lesje geleerd. Nu vroeg ik om slaappillen. De volgende morgen was het, zoals toen, ijzig stil. Ik vreesde het ergste. Ze bleek te zijn overgebracht naar de intensivecareafdeling. Ik vroeg een verpleegster hoe het met haar ging. Met tranen in de ogen en het hoofd schuddend, antwoordde ze: 'Ik kom er net vandaan en denk niet dat ze het haalt. Nee, het wordt niets meer…' Die dag was ik stil. Steeds weer echoden haar jammerklanken in mijn hoofd, 'O zuster, ik heb zo'n pijn. Help me toch…'

Zo was ik vooraf ook bekend met verhalen waarin de levende donor nare complicaties aan een transplantatie overhield. Een ijzingwekkende nachtmerrie. Ik wist dat er, ondanks de zeer kleine faalkans, niet altijd sprake was van een successtory. Die wetenschap maakte de transplantatie nu juist zo spannend. Toch grepen José en ik ons vast aan de veel grotere kans op een geslaagde transplantatie. Met dialyse zouden wij uiteindelijk altijd verliezen. Het was erop of eronder.

Als ik terugdacht aan mijn dialyseperiode, brak het koude zweet mij uit. Op een gegeven moment had ik het gedwongen ritueel van spoelen weten te accepteren. Puur uit lijfsbehoud. Vanuit mijn luxe positie keek ik nu terug op een hel, op een kille en absurde werkelijkheid. Eva, die veel langer had gedialyseerd dan ik, sprak diezelfde gevoelens uit. Ons zicht op die periode werd nu bepaald door een andere beleving van de werkelijkheid. Namelijk die van de zich voorspoedig herstellenden. Ons werd een fantastische kans op een beter leven geboden. Wij kregen het mooist denkbare cadeau.

Bij ieder bezoek toonde José zich krachtiger en werd haar uitstraling frisser. Ze voelde zich, op enige vermoeidheid na, geweldig. De transplantatie was haar bijzonder meegevallen. José kon in deze fase nog niet volledig zelfstandig functioneren, maar ook zij verlegde haar grenzen iedere dag. Liefdevol werd ze daarbij door mijn ouders opgevangen. Geen bezoekuur sloeg ze over.

Tijdens een van de bezoeken merkte ze op: 'Wat ben jij druk zeg! Je zit enorm op je praatstoel, zo ken ik je helemaal niet!' Er had zich bij mij niet alleen een forse fysieke verandering voltrokken, ook mentaal voelde ik me een ander mens. Ik zat vol frisse ideeën, nieuwe dromen en ambities. Mijn toekomst was niet meer beklemmend. De wereld werd weer groter en daagde mij uit. Kennelijk uitte die mentale metamorfose zich in heel druk gedrag.

Gedurende mijn steeds langer wordende wandelingen door het ziekenhuis voelde ik José's nier links in mijn onderbuik. Een vreemd diffuus gevoel; gevuld, teer en kwetsbaar tegelijk. Bij het heffen van mijn linkerbeen was het alsof iets de beweging dempte. Uit ervaring wist ik dat door adaptatie dit gevoel op den duur zou vervagen. Uiteindelijk zou haar nier een volledig integraal functionerend deel van mijzelf worden. Eén plus één is één; een 'andere' waarheid dan die van de absolute wiskunde.

Ik ben er altijd heilig van overtuigd geweest dat volledige psychische acceptatie van het 'vreemde' orgaan medebepalend is voor het succes van een transplantatie. Het donororgaan moest zowel fysiek als mentaal van 'mij' worden. José's nier voelde vanaf het begin als iets 'eigens', iets heel vertrouwds. Ook bij de drie voorgaande transplantaties was dat het geval. De realiteit van mijn leven toonde aan, dat zelfs vier plus één, één kan zijn. Zo doemde gaandeweg steeds een waarheid achter mijn waarheid op, als een reeks matroeska-poppetjes.

De splint, die nooit functioneerde en de eerste nacht twijfel zaaide, raakte ik op dag tien na de operatie kwijt. Ik was helemaal vrij van slangen en verzamelcontainers! Geen gezeul meer, geen getob meer op het toilet en onder de douche, geen plastic slangen meer in bed. Fantastisch! Een bevrijding. Helemaal vrij ter voorbereiding op het grootse thema van mijn ontslag.

Geïnspireerd door de Olympische Spelen, stelde ik mijzelf de volgende vraag: als topsport staat voor het constant verleggen van de grenzen, ondanks alles altijd in jezelf blijven geloven, oneindig doorzetten en knokken, onder druk presteren, telkens weer afzien, je volkomen fixeren op winnen, alle tegenslagen incasseren, een goede verliezer zijn naast een glorieuze winnaar en altijd weer opnieuw een positieve instelling opbrengen, wat is het dan om een transplantatie te ondergaan en vervolgens een nieuw leven op te bouwen?

Doorzetten of volledige stilte

Ik droomde over de werkelijkheid.
Wat een opluchting om wakker te worden.
S.J. Lec

Goede en slechte nachten wisselden elkaar af, evenals prettige dromen en bizarre nachtmerries. Bijzonder levendige dromen. Kleurrijke voorstellingen. Ondoorgrondelijke symbolische werelden. Opvallend door hun vrijwel afgeronde verhaallijnen en enorme intensiteit. Ik herkende dit van voorgaande transplantaties. Ook toen ontwaakte ik regelmatig in totale verbijstering met onvoorstelbare imaginaties op mijn netvliezen. Complete avonturen buiten ieders voorstellingsvermogen.

Ik meende zelf dat zij het gevolg waren van de geestverruimende restverschijnselen van mijn morfinegebruik en de doorgemaakte narcose. Werd daarmee een weg vrijgemaakt tot communicatie met mijn 'hogere zelf'? Of was het louter fantasie?

Twee nachtmerries zijn mij in het bijzonder bijgebleven. Zij stonden mij die bewuste ochtend nog helder voor de geest. Ik noteerde ze direct in mijn dagboek:

Plotseling steeg ik op uit de diepte. Het paniekerige trappen van mijn benen schudde me wakker. Mijn pyjamajasje was doorweekt en klamme zweetparels kriebelden op mijn voorhoofd. Een bonkend hart. Ik lag zwaar en snel te ademen. Het eerste morgenlicht prikte door het gele gordijn. Omgeven door deze veilige gloed keerden langzaam mijn bewustzijn en rust terug. Via de duistere catacomben van mijn geest en de desoriëntatie van het ontwaken, naar het volledige besef. Ik had afgrijselijk gedroomd. Een heuse nachtmerrie. De beelden kwamen terug en vormden zich langzaam om tot een bizar geheel.

De eerste droom

In de eerste droom bevond ik mij tussen twee donkere, ruige bergwanden. Een pad voerde daartussen steil naar boven. Het pad werd gevormd door achthoekige zwarte zuilen. Ze leken van basalt. De pilaren stonden ver van elkaar. Ertussen bevond zich een oneindige diepte. Halverwege de weg was tegen de linker bergwand een houten hutje gelegen. De schoorsteen rookte. Dat had iets vertrouwds.

Langs diezelfde bergwand zag ik een gebogen oud vrouwtje. Ze was stapje voor stapje en moeizaam steunend op een ruwe stok op weg naar boven, richting blokhut. Haar pad was niet het mijne. Ze was volledig in het zwart gekleed en droeg een hoofddoek.

Plotseling stond ik op een zuil. Deze wankelde en ik dreigde in de diepte te storten. Snel sprong ik naar een iets hogere pilaar, maar die begon ook direct gevaarlijk te wiebelen. Vanuit een onbeheersbare sterke drang verlangde ik naar boven. Paniekerig sprong ik, iedere keer moeizamer balancerend, van de ene naar de andere pilaar en werd daarbij gedwongen tot een steeds grotere snelheid. De hele weg achter mij golfde en ik had de grootste moeite mijn evenwicht te bewaren. Het enge hekserige vrouwtje en de hut had ik ver achter mij gelaten. Ik was volkomen buiten adem en bleef maar doorklimmen, springend van de ene onvaste zuil naar de volgende. Achter mij verdwenen ze uiteindelijk in grote stofwolken en onder donderend geraas in de onpeilbare diepte.

Ik zag een prachtige staalblauwe lucht hoog tussen de bergwanden verschijnen, maar was nog lang niet boven.

Daar moest ik naar toe. En maar springen en springen. Steeds sneller. Mijn keuze was beperkt: hels afzien of opgeven. Doorgaan of verdwijnen in de diepte, wreed vermorzeld worden door alle puin en opgaan in het uiteindelijk verlossende niets.

Hier stopte mijn herinnering aan de eerste droom.

De tweede droom

De tweede droom was zo mogelijk nog vreemder en angstaanjagender.

Ik bevond mij in een stoffige winkel met gangen tussen smalle tafels en hoge, wankele stellingen. De tafels lagen vol met antiek. Het was erg druk in de gigantische winkel, die was onderverdeeld in verschillende slecht verlichte kamers en compartimenten. De muren en plafonds waren van donker hout en zware balken vol spinnenwebben.

Ik mocht niet opvallen en deed net of ik serieuze interesse had in de getoonde artikelen. Ik veinsde interesse voor oud ijzer, verweerde houten voorwerpen, stenen potjes en kopergroene kannen. Behoedzaam verplaatste ik mij steeds dieper de winkel in, van kamer naar kamer. Het was een soort labyrint. Iets dwong mij naar achteren.

Op de een of andere manier verschilde ik totaal van de andere bezoekers. Ze mochten dit echter beslist niet weten. Niet dat ze afweken in uiterlijk of kleding, het was iets in hun manier van bewegen, getraind en roofdierachtig, dat ik herkende als buitengewoon gevaarlijk en onmenselijk. Ik was een 'echt' mens die een uitweg zocht. Zij waren kwaadwillige entiteiten.

Ineens heerste er grote onrust. Onderzoekende en dreigende blikken waren op mij gericht. Ik was blijkbaar ontmaskerd en vluchtte. Ze achtervolgden mij. Ik hoorde voetstappen. Paniek. Soms sprintte ik, maar kwam niet vooruit. Helse paniek. Ik rende van kamer naar kamer, steeds verder naar achteren, verdwalend in het doolhof.

Plotseling was ik buiten de winkel. Ik had het gered! De buitenruimte, een soort plein, waar ik mij alleen bleek te bevinden, werd aan één zijde begrensd door een immense wand van glas en metaal. Het vormde een deel van een ontzagwekkende koepel. Ik wilde eruit, naar de andere zijde van de koepel. Daar was de vrijheid. Vanaf die zijde drong alleen een goed gevoel door, geen concreet beeld. Een soort oneindig blauw zoals onder water. Alsof ik, binnen het glazen bouwwerk, in de hel van een of ander godverlaten oord gevangen zat. Met stenen probeerde ik een ruit in te gooien. Steeds harder gooide ik, maar het keiharde glas bleef intact.

IJselijk geschreeuw. Ontdekt! Een mannelijke achtervolger viel direct aan. Ik vocht als een bezetene en slaagde erin hem te vloeren. Met heel mijn gewicht viel ik op zijn borst. Boven op hem zittend, stak ik mijn duimen diep in zijn gewetenloze ogen. Een slurpend geluid en ijzingwekkend gekrijs. Benen en armen schokten in een onvoorstelbaar hoog ritme van stuiptrekkingen. Uit de rokende mond, ogen en oren ontsnapte sissend pus. Stinkende smurrie borrelde uit het abjecte wezen. Ik zakte door het stoffelijk omhulsel. Het vettige vel bleef liggen in een plas van groene snot.

Ik moest die ruiten ingooien, want ik wist dat ze door de verse lucht zouden sterven. Steeds grotere stenen gooide ik met al mijn kracht. Het lukte niet. Ik kon nog geen krasje in het glas maken. Het putte me uit. Buiten adem klom ik – bang voor mogelijke achtervolgers – via pijpen en balken tegen een muur en belandde op een soort balkon.

Het was het hoekhuis van een lange rij statige en hoge historische vakwerkpanden aan de andere zijde van het plein. Ze verhieven zich met rijk versierde gevels als spookhuizen hoog boven het desolaat ogende plein. Vanaf het balkon zag ik rechts en boven mij een deel van de overkappende glazen koepel, zich uitstrekkend voorbij het zichtbare.

Uit het niets verscheen een vrouwelijk wezen naast mij. Ik keek in donkere spiegelogen waarachter niets zichtbaar was. Ze probeerde me – vals klauwend, blazend en grommend als een wilde kat – van het balkon te duwen. Haar scherpe nagels ontwijkend, draaide ik snel om en wierp haar met een soort judoworp over de balustrade. Ze zweefde rugwaarts naar beneden, hield mijn blik doordringend vast en lachte me spottend uit. Haar witte doorzichtige gewaad wapperde vals sensueel rond haar perfect gevormde naakte lijf. Verbaasd keek ik haar na, terwijl ik wachtte op de verpletterende klap. Vlak boven de grond remde haar val en bleef ze zweven. Alsof ze bungeejumpte. Haar honende lach klonk hoog en snerpend.

Op een naastgelegen balkon verscheen een groep wezens. Ze lachten snerend. Wijzend naar mij sprongen ze opgewonden van het balkon en zweefden me dreigend tegemoet. De voorste had roofdierachtige ogen, een pokdalig gezicht en een soort haviksneus. Ik voelde naast een panische angst, vooral een buitengewone agressie en strijdlust, een wil om ze te vernietigen en te verpletteren tot een krijsende massa groene smurrie. Mijn adem stokte…

Het eerste morgenlicht prikte door het gele gordijn…

Hebben deze verschrikkelijke dromen mijn diepste geheimen of angsten blootgelegd? Kan ik daarin een diepere waarheid over mijzelf en de wereld ontdekken? Heb ik die nacht in een surrealistisch kader innerlijke en onderdrukte conflicten uitgevochten? Is het een bewustwording van mijn sterke wil tot overleven?

Ik weet het niet, kan er niet echt een vinger achterkrijgen. De gebeurtenissen die zich die nacht in mijn dromen afspeelden, hebben misschien wel meer met mijn werkelijkheid te maken dan ik vanuit mijn huidige ikheid zou wensen.

Sinds mijn opname was de concentratie van gevoelens, ontwikkelingen en gebeurtenissen hoog. Een indringende beleving die, zoals de drie voorgaande keren, zijn sporen zou nalaten. Afgezien van mijn 'hergeboorte' dankzij José's nier, maakte ook de doorlopen ervaring mij tot een nieuw en ander mens. Een deel van het wonderlijke avontuur liep daarmee ten einde. Wat mij betrof, was ik op dat moment rijp voor de 'nieuwe' wereld.

Een mooie zomerdag

Het is het einde dat ons kroont, niet het gevecht.
R. Herrick

Kamer H1036, 3 september 2004, na 22:00 uur. 'Ik vind het zó spannend dat we straks weer écht samen zijn,' fluisterde José mij lieflijk toe tijdens ons inmiddels traditionele 'welterusten' telefoongesprekje.

Haar woorden galmen na. Zou het echt waar zijn?

Alle tekenen wijzen erop dat ik morgen naar huis mag. De zaalarts heeft het me vandaag, met een slag om de arm, toevertrouwd. De uitslagen van morgenochtend zijn daarbij allesbepalend.

Het is doodstil in mijn kamer. In gedachten spreek ik José toe: 'José, ik keer straks naar onze aarde terug. Alsof de afgelopen jaren en weken zich in een ander universum hebben afgespeeld. Het was een lange en zware reis huiswaarts. Een queeste vol risico's en ontberingen. Op 24 augustus viel ik door de dampkring. Mijn ziekte werd daarbij door ziedende hitte verteerd. De nagloeiende "capsule" is nu open en ik bereid me voor op de eerste stap buiten de deur. Een stap naar ons heerlijke "normale", maar nooit meer vanzelfsprekende, leven.

Terugkijkend op de afgelopen jaren, kan ik concluderen dat wij erin geslaagd zijn om als stel op twee compleet verschillende niveaus te functioneren. Op het eerste niveau leidden wij zo veel mogelijk een "normaal" leven. Een leven van werk en opleidingen, van uitgaan en vrienden ontmoeten, van vakantie en uiterlijke schijn, het leven waarin wij contact hadden met de buitenwereld. Op het andere meer verborgen niveau ondergingen wij samen de ontberingen van de ziekte, van tegenslag en slecht nieuws, van pijn en verdriet, van slopende achteruitgang en inleveren, van incasseren en terugvechten. Wij bleken bij het wisselen van die twee niveaus steeds in staat volledig de knop om te zetten. Dat vervult mij met grote trots. Ondanks alle tegenslagen bleven wij uit ons leven halen wat erin zat.'

Ik besef deze avond ten volle dat ik vroeger mijn ziekte en transplantaties feitelijk als een zwakte ervoer. Mijn strategie was zwijgen en verbergen onder een scherm van stoerheid. Nu presenteer ik mijzelf aan de buitenwereld met groot zelfrespect als getransplanteerde. Wat heeft deze omslag veroorzaakt? Misschien is het de wijsheid die met de jaren is gekomen. Misschien had ik vier transplantaties nodig om tot deze visie te komen. In ieder geval is het een krachtig en trots gevoel. Een gevoel dat mij overtuigt van het belang mijn ervaringen uit te dragen.

Wat zal het fantastisch zijn als ik morgen weer tegen José aan kan kruipen. Ik herinner mij dat van de eerdere transplantaties. Je zintuigen zijn als het ware honderden malen gevoeliger. Tintelende aanrakingen, genieten van elkaars vertrouwde geur en warmte. De eerste tedere opwinding – als egeltjes, want alles doet pijn – samen in bad, tegen elkaar aankruipen op de bank, vanuit een heel ander perspectief napraten over de afgelopen jaren. Genieten van elkaar en het moment, van de 'nieuwe' wereld.

Het is 00:30 uur en ik slaag erin een gedicht voor José af te ronden. Mijn gevoelens op papier, althans bij benadering, want mijn ware gevoel is niet te verwoorden. Taal is en blijft abstract. Hoe ik ook mijn best deed op het dichten, zodra ik schreef verarmde de werkelijkheid. Maar José zal het begrijpen.

Als ik morgen thuiskom, zal ik het haar aanbieden. Ik ben tevreden met het resultaat. Het belooft morgen een mooie dag te worden.

Vermoedelijk mijn laatste nacht. Voldaan en blij draai ik op mijn zij. Ik voel een al jarenlang niet ervaren ontspanning. Langzaam herhalen de woorden zich:

Het is jouw eerste blik
die blijvend spreekt
in mijn gedachten
en jouw gulle warmte
die nu vrij stroomt
door mijn aderen

Het is de fel blauwe schittering van de zee
waarbij onze tranen drogen
in de vloed van zoet zachte golven
en de oceaan van herboren verlangen
naar de peilloos kalme diepte
en het zwoele ritme van ons twee

het is het kleurrijk klankduet
van jij in mij omhelsd door wij
en samen onszelf in een nieuw heelal
waar boze dromen eindigen
en de tango blijmoedig walst
op droeve tonen van verleden pijn

het is onze levensdans
waarin wij grenzeloos krachtig
tot één verhaal versmolten zijn

Kamer H1036, 4 september 2004, 07:00 uur. Wereldhaven Rotterdam ontwaakt. In verwondering ben ik getuige, mijn voorhoofd bijna tegen het glas. Buiten is het leven gewoon doorgegaan. De wereld is anders, maar toch hetzelfde. Ademloos neem ik alles in me op.

Ontelbare lichtjes doven, dof achtergrondgeruis neemt toe. Een imposant zeeschip drijft rustig binnen, havenslepers zwoegen er nerveus omheen, kabels zijn strak gespannen. Rechts stijgt een vliegtuig, een vuilwitte streep achterlatend in zijn steile klim. Een nog heiige horizon van rust, net daarboven gloort lichtrood, de hemel steekt staalblauw af. De maan voor driekwart vaag zichtbaar, in het blauw, linksboven. Het water van de binnenhaven spiegelglad, een binnenschip dobbert afwachtend voor de sluis. Een gele tram passeert de ophaalbrug. Links pronkt de Euromast, die trots wacht op toeristen.

Het is vandaag Wereldhavendag. Honderdduizenden mensen trekken naar de stad, bootjes kijken en evenementen beleven. Beleef ik vandaag ook een groots evenement? Het evenement van mijn ontslag?

De drukte op de tunneltraverse neemt geleidelijk toe. Een man loopt met zijn hondje richting park. Joggers in flitsende trainingspakken verschijnen en verdwijnen, steeds opnieuw. Meer hondjes en hun baasjes. Steeds meer mensen. Is het voor hen een dag als alle andere? Zijn ze verliefd? Verdrietig? Hebben ze ruzie met hun baas of hun partner? Is hun grootste zorg de aanschaf van een nieuw bankstel? Zichtbaar leven komt op gang.

Daar beneden allemaal unieke mensen. Gadegeslagen vanaf de tiende verdieping van het Erasmus MC, kamer H1036, door een onbeduidend stipje achter een raam. Een niet minder uniek ventje. Vooral uniek vanwege zijn niertransplantatie; de vierde van een levende donor binnen twintig jaar!

Mensen beneden, die opkijken, zien een oud – door de tijd getekend – hoofdgebouw. Een bijna kafkaiaans complex waar verdriet, angst, vervreemding, verval en de dood heersen. Godzijdank huizen achter dat sombere steen ook genezing, geboorte en diepe blijdschap.

Het wordt inderdaad een mooie dag. Ik voel de toenemende warmte door het glas. Ga ik straks weer deel uitmaken van die boeiende buitenwereld? Eindigt deze dag het avontuur van de afgelopen jaren? Een avontuur dat mij had geconfronteerd met de donkerste uithoeken van mijn geest. Kan ik na vandaag – met José – weer een 'normaal' leven gaan opbouwen?

Kamer H1036, 4 september 2004, 11:30 uur. Eindeloos lijkt het te duren, het wachten op de zaalarts. Mag ik nu naar huis of niet? Het is de elfde dag na de transplantatie. Het zou voor mij een record zijn.

Vrijwel zonder tijdsbesef heb ik deze dagen doorleefd. Al die dagen was ik totaal gefixeerd op uitslagen en herstel van functies. Nu beukt de tijd er plotseling in alle intensiteit op los. Ik wil naar huis. Vandaag! De buitenwereld roept, José roept! Naar mijn niet-objectieve mening is de tijd rijp voor de volgende stap. Het wachten duurt zo lang, dat ik begin te twijfelen. Zou mijn bloed niet goed zijn? Moet ik blijven? Mijn zelfvertrouwen blijkt nog maar heel dun.

Ik hoor de arts praten op de gang. Plotseling staat ze in de deuropening. Onder mijn lakens beef ik van opwinding. O dokter, vervul alstublieft mijn diepste wens; een schietgebedje in gedachten. Ik kan niets aan haar gezicht aflezen. Verdomme! Verlos me, verlos me, verlos me, schreeuwt mijn geest. Ik haal diep adem en met geveinsde koelheid vraag ik:

'Mag ik naar huis, dokter?'

'Meneer Bek, uw bloedwaarden zijn prima. Já, u mag vanmiddag naar huis!'

Ik krijg het mooist mogelijke antwoord. De arts glimlacht begrijpend,

'Ik kom straks nog bij u terug voor het afhandelen van de formaliteiten, belt u eerst maar naar huis.'

Ik zou haar wel kunnen zoenen.

Als een bezetene bel ik naar José. De telefoon wordt opgenomen bij de eerste toon. 'En, en? Mag je naar huis? We zijn helemaal zenuwachtig hier. Hou ons niet langer in spanning!'

Nooit heb ik José zo snel horen praten. Ze struikelt over haar zinnen. Ik wil haar verlossen van onzekerheid, maar kom er bijna niet tussen.

'Jaaaaa, ik kom naar huis!' breek ik in. De hoorn wordt in de ruimte gedraaid,

'HIJ MAG NAAR HUIS!'

Ik hoor een luid gejuich. Pa en ma juichen mee. De zin wordt een aantal malen herhaald. De honden – onze Timba en Yaiza van mijn ouders – blaffen oorverdovend. Een reactie op alle opwinding. Het hele huis in rep en roer. Meer nog dan wanneer de hoofdprijs gewonnen zou zijn. Wat zijn nu miljoenen vergeleken bij genezing?

Met trillende stem vraagt José wanneer ze me kan ophalen. Ik hoor ons hele verhaal in die ene vibratie. Niemand zal dat verhaal ooit helemaal kunnen begrijpen. Vanuit het enorme kabaal luister ik ineens naar ontroerende kwetsbaarheid. Het wordt een heel mooie zomerdag!

Thuis, 4 september 2004, 14:30 uur. Wat is alles groen! De kleuren, geuren en geluiden zijn zo intens. Een puur genoegen.

Het is vertrouwd gezellig in de tuin. Een buitengewone ervaring, cultuurshock en overwinningsroes in overdonderende symbiose. Van het steriele ziekenhuismilieu naar de vrijheid van frisse buitenlucht, zonnewarmte op de huid, een strelende windvlaag, vogelgezang, het ritselen van bamboe, helder klinkende voetstappen in het grind en mijn handen in de zachte vacht van Timba. Onze collie krijgt geen genoeg van mijn aanwezigheid. Timba, mijn trouwe kameraad, heeft me geweldig gemist en gooit alles in de strijd om mij van zijn liefde te overtuigen. Hij likt teder mijn hand, gunt mij zijn trouwste blik, legt een poot op mijn arm en klauwt me met zijn harde nagels voorzichtig vast in een beminnelijk gebaar van 'nu nooit meer weggaan'.

We zitten rond de tuintafel en vieren mijn 'vrijlating'. José, mijn ouders en een goede vriendin genieten van de thee en het feestgebak. Ze praten over vakanties, de tuin, het weer en dure boodschappen, over de gewone dagelijkse dingen. Schoonzus

Linda komt met mijn twee nichtjes en neefje bloemen brengen. De vlag hangt uit. Een koninginnedaggevoel, een vorstelijk welkom. Ik geniet.

Een beetje beduusd door alles, denk ik terug aan het ziekenhuis en het warme afscheid van de dienstdoende ploeg op 10 Midden en van Eva. Een ingrijpende periode in ons leven hebben we samen gereisd en bijzondere gevoelens gedeeld. Wat een wereld van verschil. De komende tijd moet ik daar langzaam van loskomen. Loskomen van de indringende gebeurtenissen en de betrekkelijke veiligheid van het ziekenhuis.

De vermoeidheid slaat genadeloos toe. José zet zorgzaam een stretcher onder het zonnescherm en ik neem haar uitnodiging van harte aan. Vertrouwde stemmen ebben langzaam weg. Voldaan en blij sluit ik mijn ogen in de heerlijke buitenlucht.

Later die dag. Eindelijk écht samen. Knus tegen elkaar aan, weggezakt in de bank.

Vanachter een kussen pak ik het gedicht. José is verrast. Ze leest aandachtig. Mijn arm om haar heen. Ik voel haar fysieke reactie; een zacht schudden, een snik. Samen laten we in een kort moment van ontlading onze tranen de vrije loop. Ik trek José nog dichter tegen me aan. Warmte vermengt zich tot een gezamenlijke gloed. Steeds weer blijkt dat we nog dichter tot elkaar kunnen komen dan we voor mogelijk hadden gehouden. Mijn neus in haar haar. Een zoete amandelgeur. Onze waarheid zonder woorden, ons samenzijn als meest kostbare en kwetsbare waarde.

Voor de boeg

Stilte is de taal die achter de woorden ligt.
M. Patel, J. Jones

Een week na thuiskomst schreef ik de laatste nieuwsbrief. De schriftelijke informatiestroom aan dierbaren kwam daarmee ten einde.

Zij hadden het avontuur van voorbereiding tot transplantatie nauwgezet kunnen volgen. Ik had hun voor het eerst een intieme blik gegund in de 'afgrond' van een nierziekte en het spannende verlangen naar een transplantatie, in onze zieleroerselen en onzekerheden, in onze liefde en vastberadenheid. Een openheid waarmee ik de kloof tussen ziekte en gezondheid, tussen ons leven en het hunne, trachtte te overbruggen. Stiekem hoopte ik hen daardoor beter te leren kennen en te ontdekken welke inhoud zij zouden geven aan het begrip vriendschap. Het vergt namelijk veel om je onbewuste en misschien wel instinctieve huivering voor patiënten en hun ziekten te overwinnen, om niet de gemakkelijke andere kant op te kijken en de zieke te vermijden. Ook ik heb mij daar – tot mijn schaamte – vroeger aan schuldig gemaakt.

Godzijdank werden José en ik niet teleurgesteld in de vriendschappen. De berichtgeving werd hooglijk door hen gewaardeerd en het medeleven was hartverwarmend. Door hen was deze serie nieuwsbrieven ontstaan. Zij hadden na die eerste nieuwsbrief gevraagd om meer.

Zonder veel weemoed nam ik afscheid van het nieuwsschrijven. Het leven vulde zich weer met een onvoorstelbaar potentieel. Alvorens tot bloei te komen lag er nog een lange weg van fysieke en mentale genezing voor de boeg. Die zware weg, het vervolg van ons avontuur, wensten wij in alle luwte af te leggen.

Nieuwsbrief 17, 12 september 2004.

Met bruisende gedachten en herstellende lichamen klimmen wij vanuit een diep dal stapje voor stapje omhoog. Angsten en onzekerheden moeten we nog dagelijks overwinnen. De wekelijkse controles zijn spannend en het zoeken naar de juiste balans zal nog geruime tijd vergen. Er is nog steeds pijn, pijn van genezing, 'goede' pijn, pijn die nu omschreven kan worden als zwakte die mijn lichaam verlaat. Ik ben er nog lang niet, maar… er schijnt een voortdurend licht. We genieten samen! Van elkaar, van de simpelste dingen, van de herwonnen vrijheden, van de verlossing van beklemmende afhankelijkheden, van het ontluiken van spannende ideeën en plannen, van de stilte bij elkaar, van de nieuwe energie en herstellende vermogens.

Je streeft in het leven voortdurend naar hoogtepunten. Maar komen onze kwaliteiten niet vooral naar buiten tijdens de dieptepunten? Toch draait het leven niet alleen om deze uitersten. Je bent niet het een of het ander. Het gaat ook om het proces daartussen. Daar ontdek je het fragiele in jezelf. In mijn nieuwsbrieven zijn jullie getuigen geweest van een dieptepunt in ons leven. Fragiel en blijmoedig begeven we ons nu op weg.

Ik voel het op dit moment als een persoonlijke plicht mijn ervaringen verder te doorgronden en via mijn boek vast te leggen. Nu kan ik daarvoor allerlei nobele redenen noemen, maar dan zou ik mezelf heiliger voordoen dan ik ben. In de eerste plaats schrijf ik om het plezier van het schrijven. Ik schrijf het boek dat ik zelf zou willen lezen. Niets meer, niets minder.

Noem het voor mijn part een gunstige bijwerking, maar toch zou het fantastisch zijn als ik daarmee (transplantatie)patiënten – hoe verschillend en uniek hun verhalen ook zijn – een gezicht kan geven. Door te vertellen wat ik heb meegemaakt, en hoe mijn naasten en ik daarmee zijn omgegaan, kan ik toekomstige patiënten en hun dierbaren misschien tonen dat er op zijn minst hoop is, dat je – gezamenlijk – uit de afgrond kunt klimmen, dat je verder kunt, dat er 'nieuw' leven is.

Daardoor zou mijn levensverhaal groter worden dan ikzelf ben.

Dan is dit nu het moment om jullie te bedanken. Eerdere transplantaties leerden ons zo veel mogelijk om verwachtingen ten aanzien van aandacht en ondersteuning te onderdrukken. Het is bijzonder en hartverwarmend als je ze ontvangt, maar zeker niet vanzelfsprekend. Meevoelen beschouw ik als de mooiste en rijkste emotie die mensen kunnen tonen. Het is geweldig om dat te mogen ervaren.

De kracht die jullie hebben gestuurd is aangekomen. Wij hebben het gevoeld.

Wij zijn blij dat jullie en onze paden elkaar hebben gekruist.

Jullie hebben ons leven verrijkt. Dank! Wij zetten ons avontuur voort.

Herboren in een wereld vol nieuwe mogelijkheden en sprekend vanuit het licht van de verandering, eindig ik hiermee de cyclus van mijn nieuwsbrieven. Als ze jullie hebben geraakt, dan hebben jullie de liefde tussen José en mij gevoeld.

Samen met José wens ik jullie, in de stijl van Toon Hermans, die ene vonk die wij dé eeuwige noemen.

Een bewogen en doorslaggevende periode volgde, het stadium tussen ontslag uit het ziekenhuis en volledige deelname aan het leven. Soms fascinerend, soms huiveringwekkend. Vreugde, optimisme, zorgen, onzekerheid, tegenslag en zelfs depressies wisselden elkaar in een onvoorspelbaar ritme af. Het 'keerpunt', de definitieve terugkeer naar de volheid en rijkdom van het leven, liet heel lang op zich wachten. Veel langer dan bij de voorgaande transplantaties. Zomaar wat dagboekfragmenten:

We zijn beiden fysiek nog niet veel waard. Bewegingen zijn traag en behoedzaam, vermoeidheid overheerst, de lichamen gevoelig, maar we zijn zo onbeschrijflijk trots en gelukkig.

*

Het vuur van onze libido's laait weer op. Dit vervult ons van een diep verlangen om ons als hevig gepassioneerde minnaars over te geven aan zinnelijk genot. Helaas ondergaan onze lijven de beperkende pijn van genezing. We voelen ons als wilde dieren die worden gedwongen zich tam te gedragen. We dromen van nachten waarin van slapen weinig komt.

Ooit kregen wij de Kama Sutra cadeau. Maar zelfs in die prachtige klassieke uitgebreidheid van schrijver Vatsyayana, zouden wij nu geen pijnvrije en technische mogelijkheden kunnen vinden. Alleen de gedachten al aan bijvoorbeeld 'Variatie op Ezel in de Derde Voorjaarsmaan' of 'Feniks Die in de Vermiljoenen Kloof Speelt' transformeren onze zoete dromen in ware nachtmerries. Maar de behoefte aan de schone kunst van ongeremde seksuele vereniging bouwt zich op. Als het zover is, dan zal het heerlijk zijn. Een passionele mix van teder, stevig, gretig en vol lust. Dan geven wij ons liederlijk en zonder beperkingen over aan het genot, dan dansen wij onze juiste dans in het juiste ritme, dan brengen wij de vrijgekomen scheppende energie tussen ons in circulatie. Tot die tijd dan maar wat teder gefröbel als alternatief voor onze 'Wisselwerking tussen Hemel en Aarde'. Het is prima voor nu. Groeiend explosief verlangen doet immers niets af aan onze ervaring van samensmelting, eenheid en harmonie.

*

José noemt me een overactieve geest in een herstellend lichaam. Ik ratel maar door, zelfs voor het slapen gaan. Geweldig, die ontluikende energie. Ze trekt het niet meer en valt in slaap. Nu moet ik toch echt gaan lezen en mijn geest tot bedaren brengen. Rond de klok van twee valt het boek met een klap op de grond. Ik schakel het bedlampje uit, morgen is het immers weer vroeg dag. Olé!

*

Nog geen week geleden droomde ik ervan. Nu kom ik geleidelijk los van beklemmende afhankelijkheden en frustrerende beperkingen. Het is onwerkelijk, niet te bevatten. Helemaal vrij om onze zoektocht naar zingeving en schoonheid voort te zetten. Hoewel, bijna. Ten eerste moeten wij werken aan de verbetering van onze mobiliteit en actieradius.

Vandaag bedachten wij daarom een geweldig slim plan: wandelen in Zweedse woonsferen. Geleidelijk de grenzen verleggen, zonder te forceren, van zitelement naar zitelement. Onder dak, een hapje en een drankje, en bij opdoemende vermoeidheid… plaats genoeg. Gezellig!

Daar liepen we dan, dertien dagen na de transplantatie. We hoorden er weer helemaal bij en volgden als lammetjes de kooplustige kudde. Een volgstreep op de vloer tegen de vrije wil. Achter ons nog een kudde. En voor we het wisten, waren we onderdeel van de voortdenderende machinerie. Hier heerste geen smaak, klasse of stijl. We leken allemaal op elkaar, kochten allemaal dezelfde massaproducten en dachten niet meer na. Ook wij lieten onze vrije wil domineren door de gezamenlijke wil van de schaapskudde. Of was die vrije wil slechts een illusie? Kopen, kopen, kopen. De ene wens was nog niet vervuld of het blije effect ebde alweer weg en het volgende verlangen diende zich aan. We hadden toch beter moeten weten.

Afijn, aan het einde van de route hadden we twee boodschappenkarren vol. Keukengerei, een onmogelijk grote plant, kussens en een knuffelkleed.

Los van de kudde, keerde langzaam ons besef terug. Een desillusie. Met open ogen waren we in de valkuil van de afgestompte consumptiemaatschappij gestapt. We hadden ons nu al weer laten meeslepen door het vreugdeloze 'knäckebröd'-materialisme. Schande! Hoe ver kan een mens – die beter zou moeten weten – zinken? Nog nijpender: Hoe moesten we dat spul in godsnaam thuis krijgen?

Bij de uitgang stond een groot bord: ZONDAG OPEN.

Ja, stel je eens voor dat de schapen tijd over hebben om na te denken. Nee, mijn droom mag geen zeepbel worden. Toch was het een slim plan. In beginsel.

*

Het is iedere keer weer een geweldige schrik als het ziekenhuis belt. Wat nu weer? Is het niet genoeg geweest? De arts meldt dat de bloedspiegel van de afvalstof creatinine is gestegen. Ik moet over twee dagen terug voor een extra controle. Shit! Stress slaat opnieuw toe.

*

Een onzekere tijd. Voel me beroerd. Het herstel van de verslechterde bloedwaarde blijft uit. Ik ben erg moe en futloos. Soms zelfs tegen het depressieve aan. Zo ken ik mijzelf verdomme niet. De arts denkt dat de achteruitgang en de malaise te wijten zijn aan enerzijds een te hoge dosis van een medicijn tegen afstoting en anderzijds de afkickverschijnselen als gevolg van de afbouw van prednison. Heel veel stappen terug en weer kind aan huis in het Erasmus MC. Het Zweedse koopfeestje is helemaal voor niets geweest. Het lot lijkt mij niet direct gunstig gezind. Maar worden niet alle grote bevingen gevolgd door naschokken?

*

Ik maak mij zorgen. Mijn lichaam is nog zeker niet in balans. Geduld en goed rusten. Misschien wil ik wel te veel. Ik sta stil, maar wil vooruit. Ik wil de vrijheid van gezondheid weer terug, de schade inhalen. Er is al zo veel gewonnen, nu wil ik alles – en ietsje meer. Geduld, geduld, geduld.

*

Een geweldige dag. We hebben vandaag heerlijk en lang gewandeld. José heeft spierpijn en ik niet. Ik voel me bijna schuldig. Mijn kracht is aan het terugkeren, mijn mogelijkheden nemen toe. Eindelijk behoort de darminfectie tot het verleden. Na meer dan een halfjaar aan de tirannie van de Clostridium difficile en de antibiotica onderworpen te zijn geweest, ten langen leste weer rust op de plee.

*

De positieve tendens zet zich voort. Eindelijk! Voor mijn gevoel heeft er een omslag plaatsgevonden. Ik zie er beter uit en heb veel meer energie. Tijd voor leuke plannen. Eerste gedachten aan sport en werk komen aan de oppervlakte. Primair is de conditie. Het werk is de laatste fase. Ik moet denken aan de woorden van William James: 'Geloof dat het leven de moeite waard is geleefd te worden en uw geloof zal het feit helpen creëren'.

*

Vandaag bezocht ik het dialysecentrum. Het was eng vreemd en toch vertrouwd. Alsof je een rouwkapel bezoekt. Het vertrouwde en gevreesde geluid van de machines en draaiende pompen. Slangen gevuld met bloed. Holle blikken van patiënten, de lethargische indruk die sommigen wekten. Moeiteloos kon ik me in hen verplaatsen. In stilte had ik medelijden. Verwarrende gevoelens van woede, verbondenheid en geluk overvielen mij. Eén patiënt keek me aan. Ik voelde het contact tussen onze blikken. Het was alsof hij zag dat ik hem begreep. Ik zag mijn verleden in hem, ik zag zijn onmacht, zijn stille verdriet.

Hoe sterk moet je zijn? Onmacht irriteert verschrikkelijk. Zijn blik blijft in mijn gedachten.

Verpleegkundigen waren erg aardig en complimenteus. Een warm welkom viel mij ten deel. Ze staarden naar mij. Ik voelde me een beetje buitenaards. 'Wat zie jij er goed uit zeg!' Opvallend, ze tutoyeerden mij! Als patiënt kreeg ik het 'u-zeggen' er niet uit. Kennelijk was er nu geen noodzaak meer om afstand te bewaren. De kloof was verdwenen, de afgrond tussen ziekte en gezondheid was opgelost.

Bovendien leken ze zo klein. In mijn herinnering waren ze fysiek allemaal groter. Natuurlijk had ik ze – voorzien van de stigmata van een patiënt – voornamelijk vanuit een liggende en instinctmatig onderdanige positie leren kennen. Het had iets van een machtswisseling. Is gezondheid macht?

*

Ik laat mijn hoofd hangen. Tegenslag op tegenslag beschaamt mijn hoop. Ik kan José niet bieden wat zij verdient: een krachtige en vrolijke vent.

Acht maanden na D-day ondervind ik de gevolgen van twintig jaar prednisongebruik. Ondanks de zorgvuldige afbouw van deze synthetische corticosteroïde, blijkt mijn bijnierschors zijn functie als cortisol-leverancier niet goed op te pakken. Ontsteking na ontsteking, breuk na breuk en botschade na botschade zijn het gevolg. O helse chemische fabriek die mijn fysiek, gemoed en Zijn bepaalt! Eén stofje te veel of te weinig en ik verlies mijzelf. Ieder substantieel bewegen genereert pijn. Mijn 'echte' leven wil maar niet op gang komen. Ik ben slechts een stukje van wie ik zou willen zijn. Mijn gevoel raakt gegijzeld door mijn verharde en verduisterde geest. Het lukt niet door de dikke mist heen te kijken. Ik zak weg in het niets, kan niet meer aardig zijn voor mijzelf en José. Ik heb daarover spijt maar kan het niet uiten. Een fatalistisch gevoel. Alsof ik mijzelf wil straffen en nog meer pijnigen door onaardig te zijn tegenover juist haar die ik het meeste liefheb. Tegelijkertijd ben ik woedend over mijn eigen lafhartigheid.

Ooit trof een botte en grove collega mij recht in mijn ziel. Zo'n op eigen genot gefixeerd type met een 'ik-open-mijn-gulp-voordat-jij-zegt-dat-de-rits-omlaag-mag'-visie op vrouwen, zo'n op naaien en klaarkomen gespitste monomane eendimensionaal. Hij vroeg mij ongegeneerd: 'Hé Bek, hoe doe je dat toch? Ik hou van wijven van ongeveer mijn lengte en met grote memmen. Ik heb altijd boomlange sprieten met kleine tieten. Jij hebt José. Waar verdien je dat aan, met die bolle wangetjes...' – mijn wangen waren iets dikker door prednisongebruik – '...en al dat gedoe met die nier? Heb je een grote lul of zo?' Ondanks de pijn die zijn woorden mij deden en het feit dat mijn dierlijke natuur hem het liefst zou aanvallen en verscheuren, lachte ik hem meewarig toe en antwoordde ingehouden beheerst: 'Waar ik hét aan verdien? Blijf vragen stellen jochie. Vooral aan jezelf, misschien kom je er dan ooit achter. Ik zal je één tip geven..., werk aan de kwaliteit van je gedachten. En..., stel je laatste vraag gewoon eens aan José!' Hij keek me aan als een buldog die in een citroen hapt.

Nu denk ik wel eens: waar verdient José het aan? Een leven vol bekommeringen en opofferingen, door mij. Ik gun haar zo veel meer. Er lopen voor haar toch wel betere kerels op deze aardbol rond dan ik? Even wordt het te veel. Is haar offer het wel waard geweest? Kan ik ooit waarmaken wat ik zou willen? Ik voel geen tranen, geen verdriet, alleen maar naar binnen gekeerde boosheid en in ijle nevelen gehulde donkere gedachten. Ik ben verkild tot op mijn bot en neem waar vanuit een peilloze diepte onder ijskoud water. De pijn is heftiger dan ik ooit fysiek heb gekend. Was ik maar half zo sterk als José. Dan kon ik haar vertellen dat ik nu in mezelf opgesloten zit, omdat ik verdomme niet waar kan maken wat ik voor haar en mezelf allemaal wil zijn.

*

De balans slaat eindelijk door! Zelfs de dichtste mist trekt uiteindelijk op. Alsof uit mijn vage 'ik was niet' een helder 'ik ben wel' tevoorschijn komt. Ik breek door het wateroppervlak en knipper met mijn ogen tegen het felle licht. De haperende functie van mijn bijnieren, die overigens niets met mijn – godzijdank – zeer goed werkende donornier te maken heeft, wordt nu gecompenseerd met een lage dosis prednison. Alle opgelopen schade herstelt gestaag. Zelfs mijn voorbije depressiviteit kan vanuit deze stagnerende bijnierschorsfunctie verklaard worden. Zo was ik dus echt niet! Ik krijg weer behoefte aan activiteit. Mijn energie en wilskracht keren terug. Naar dit moment hunkerde ik. Het voelt aan als de definitieve ommekeer. Als een feniks herrijs ik uit mijn as. Voor het eerst heb ik weer écht gesport. Eindelijk dansten wij onze dans weer in het juiste ritme; hartstochtelijk, prachtig, harmonieus en intens naschokkend van leven.

Ik doorboor de cocon van passiviteit en breek uit. Het is feest daarbuiten. Ik voel mij als een piraat die de kist met goud heeft gevonden. Glimlachend zal ik de wereld weer verkennen. Natúúrlijk reizen de littekens met me mee als deel van mijn geschiedenis, mij past slechts trots en dankbaarheid. Mijn zelfvertrouwen en kracht groeien met de dag. Ik wil mijn erkentelijkheid en fascinatie voor dit leven in alle volheid en glorie delen met José, met vrienden, met de natuur, vol verlangen naar elk toekomstig heden en mooie nieuwe herinneringen.

Het nieuwe leven

Zij draaide linksom
Ik rechts
Totdat stilstand een nieuw begin aankondigde
Ik kan het nu voelen
Maar nog niet echt beseffen

We draaien weer
Zij linksom
En ik…
Ik laat me leiden
In haar stroom
Rechtsom

We dansen weer
Vliegen weer
Vol verlangen
Vrij

Kom naar de rand, zei zij.
Nee, dat durf ik niet.
Kom naar de rand, zei zij.
Ik kwam, zij gaf mij een duw… en we vlogen.

Naar G. Apollinaire

Epiloog

Een boom groeit niet zonder pijn en lijden,
maar hij groeit uit tot volle glorie,
omdat hij het hele proces zijn loop heeft laten hebben.
M. Patel

Precies een jaar na thuiskomst…

Alsof ik in de diepe sneeuw loop. Mijn wandelschoenen zakken weg in het rulle zand. Kilometers zijn we al onderweg, de wandeling is pittig.

José en ik genieten van de natuur, de kruidige boslucht en de fascinerende vergezichten. Het is net of we alleen op de wereld zijn, er is geen mens te bekennen, zoete stilte. We zijn op weg naar ons 'geheime' picknickplekje. Nog ruim een halve kilometer te gaan. In het bosje naast mij vliegt plotseling iets geels weg. Ik grijp mijn verrekijker. Een wielewaal, schitterend!

Hoeveel leven missen de mensen door gewoon niet te kijken? Of door te kijken maar niet te zien? Alle zien is betrekkelijk, evenals alle weten. Toch denk ik zeker te weten dat ik zo-even een wielewaal zag. Ik meen ook zeker te weten wat wij nu naderen.

Ik zie 'onze' boom. Een grove den, gepokt en gemazeld door zijn zware bestaan. De den toont ons dat leven betekent: in gevaar verkeren. Deze plek heeft iets mystieks. Wij voelen ons erdoor aangetrokken. Onverklaarbaar. De boom staat verborgen in een prachtig natuurgebied, als een boom des levens in een stukje verloren paradijs.

Als marinier heb ik hier nachten gezworven en dagen als een mol onder het zand geleefd. Het donker kreeg daardoor iets vertrouwds. Ik voelde me veilig in de nacht en innig verbonden met de natuur. Deze boom stond er toen ook al. Ik heb er wel eens bij gerust, zittend tegen de stam en omgeven door een koude nacht. Ik voelde me veilig tegen zijn robuuste stam. Hij heeft zich toen voor altijd in mijn brein geworteld.

Vandaag zwerven we opnieuw door dit prachtige gebied. Heidevelden, donkere bosranden, zandvlakten, duinen – bij de mariniers noemden wij ze *tsjotten* – en oneindig veel kleine struikjes.

De boom staat op een kleine tsjot en heeft een prachtige kroon van takken. Het is een intrigerende plek, een plek waarmee wij ons verenigd voelen. Gelukkig zijn wij nog niet blind voor deze alledaagse magie. We zitten niet thuis weggezakt in de bank met een vastgeroeste wereldvisie. We groeien door, evenals de boom, en overwinnen onze tegenslagen. Zonder groei is er eigenlijk geen levenszin, bedenk ik, al omhoogkijkend.

Op ons picknickkleed rusten we uit en genieten van het prachtige uitzicht. Het thuis gebakken broodje smaakt prima. José neemt eèn slok water. Ik zie haar denken, een diepe frons, ze staart in de verte.

'Waar denk je aan?' vraag ik met mijn mond vol.

Het is lang stil. 'O, aan van alles, maar ik keek ook of ik reeën zag.'

'Helaas, de natuur laat zich niet dwingen. Ze dwingt zelf,' reageer ik, meeturend over de vlakte.

Het is weer lang stil.

'Eigenlijk dwong de natuur jou dus om dood te gaan.'

Ik schrik even van haar directheid en denk na, 'Ja, in feite heb je gelijk, maar eigenlijk lieten mama, papa, René en jij zich niet door haar dwingen.'

José lacht innemend, 'Dat heb je aan jezelf te danken. Wij wilden dat je bij ons bleef.'

Ze wrijft zachtjes over mijn hand, ik knik zwijgend.

José doorbreekt mijn zwijgen, 'Misschien heb je wel een engeltje boven je hoofd. Eentje die altijd met je meevliegt.'

'Nou dat engeltje heeft het dan zwaar gehad.' Ik moet glimlachen.

'Zou God bestaan?' vraagt José opeens.

'Tjonge jonge José, nu word je ineens wel heel ernstig. Ik weet het echt niet. Het is zo verschrikkelijk ongrijpbaar.'

'Dat is geen goed antwoord. Niemand weet het echt. Mensen denken het te weten, daarom noemen ze het toch ook een geloof.'

'Oké, anders dan. Ik wil het wel geloven, maar ik kan het nog niet. Ik weet wel dat er meer moet zijn dan ik kan zien. Er is zo veel dat mijn begrip te boven gaat.'

José knikt instemmend, 'Hetzelfde geldt voor mij. Het lijkt wel of hoe meer je meemaakt, hoe vager de grens tussen ontkennen en geloven wordt.'

'José, het komt zoals het komt. Ik ga het heus niet najagen, dan wordt het nog meer ongrijpbaar. Ik stel me ervoor open, net zoals bij geluk.'

'Misschien belichaamt onze liefde wel God.'

'Denk je? Wat dacht je van deze: misschien kijkt Hij nu naar ons,' ik kijk schichtig om mij heen en steek er een beetje de draak mee. Ik doe net of ik een pijl afschiet. Even gaan mijn gedachten naar het miertje van lang geleden.

'Misschien kijken wij nu wel naar Hem en is Hij overal, behalve in onze logica,' pareert José gevat.

Daar heb ik niet van terug. We eten nog wat en turen naar wild. Boven de vlakte wordt het een beetje heiig. De halfdoorzichtige flarden trekken als prachtige gewaden over de heide. In de lucht cirkelt een eenzame buizerd. Met mijn verrekijker zoek ik de feeërieke omgeving af. Een reetje in de grondmist, dat zou pas een goddelijk plaatje zijn. Misschien heeft José wel gelijk. Ik zie onze voetstappen in het zand. Een kwetsbaar spoor vanuit het verleden, oplossend in de waarheid van de mist. Na lang turen leg ik de verrekijker neer.

José ziet mijn teleurstelling en fluistert: 'Je zei het al, de natuur laat zich inderdaad niet dwingen.'

'Je hebt gelijk. Weet je..., ik verlang weer naar reizen, dansen en duiken én naar een fijne baan, waarin ik mensen ten dienste kan zijn.'

José neemt nog een laatste slokje. 'Waarom? Waarom ten dienste?'

'Nou, om zin te geven aan alles wat gebeurd is.'

'Is onze samensmelting niet de werkelijke zin? Ons verlangen om samen verder te groeien?' José glimlacht vragend.

'Wat zijn we vandaag filosofisch. Ik weet niet wat de waarheid is,' antwoord ik, verward door mijn eigen diepe gedachten.

José legt ineens een vinger op haar lippen en wijst opgewonden naar twee reetjes. Alleen de slanke nekjes en kopjes zijn zichtbaar boven de mistsluiers. De relatief grote oren spits omhoog. Ze kijken in onze richting, stokstijf, alsof het unieke moment bevriest. Even plotseling als ze verschenen, sprinten ze naar de bosrand en verdwijnen.

Betoverd zwijgen we. Een onwerkelijke stilte omvat ons. Gedachten komen tot rust. José legt haar hoofd zacht op mijn schouder. Bewust van de magie van het moment staar ik omhoog naar de boom.

Zo veel kronkels en vertakkingen.

Zo veel herinneringen en nieuwe wegen.

'José, dans met me,' fluister ik.

Ze richt haar hoofd op en kijkt me vragend aan. 'Wat? Nu? Hier...? In 't zand?'

'Ja..., hier.'

En we dansen, in stilte, en geven vorm aan de muziek in ons hart.

Nawoord

In 'Dansen in het zand' beschrijft André op een persoonlijke en kwetsbare manier zijn leven. Een leven dat weliswaar ruw werd verstoord door een ernstige nierziekte, maar dat desondanks volop geleefd kan worden door de actieve positieve instelling van André en zijn omgeving.

Natuurlijk beschrijft hij zijn ellende, onzekerheid en angst en die passen bij een dodelijke ziekte. Toch verstaat hij de kunst niet te vervallen in een klaagzang. Integendeel, hij weet ons duidelijk te maken dat men zich kan wapenen tegen ziektes en verdriet. Ook wanneer je nieren het niet meer doen. Ook dan bestaat de wereld uit meer dan medicijnen en ziekenhuizen, zoals duiken naar koralen, zwemmen tussen tropische vissen en 'dansen in het zand'.

André maakt ons op een heldere manier duidelijk dat hij de strijd tegen zijn nierziekte niet alleen aan kan. Zonder zijn omgeving had hij dik verloren. Zijn verhaal gaat daarom in wezen niet over zijn ziekte, niet over behandelingen zoals dialyse en niertransplantatie, niet over ziekenhuizen en dokters. Het boek gaat over solidariteit binnen families, tussen partners. Het boek gaat over de vanzelfsprekende manier waarop nieren worden afgestaan om het leven van een naaste te redden en volop leefbaar te maken.

Het boek gaat over de emotie van het kunnen geven en de emotie van het durven ontvangen.

Prof. dr. W. Weimar.
Hoogleraar inwendige geneeskunde, in het bijzonder nefrologie en transplantatie.
November 2006, Erasmus Universiteit Rotterdam.

Nawoord van de auteur

Keer op keer wilde ik zo snel mogelijk afstand nemen, verbergen, en vooral de buitenwereld tonen dat ik nog normaler was dan 'normaal'. Ik was uitermate bang voor de consequenties van openheid; het was angst voor stigmatisering in de overtreffende trap. Maar meer nog was het misschien wel een onbewuste schaamte voor mijn gebleken onmacht of de vrees dat mijn emoties me zouden overweldigen als ik ze toestond. Ik verschool mij achter een dikke muur van gespeelde stoerheid.

Ondanks de constant sudderende behoefte mijn ervaringen op papier te zetten, waagde ik daarom nooit de stap. Bovendien was de werkelijkheid in alle opzichten te overweldigend. Het was gewoon te veel. Ik kon dat niet terugvertalen op papier. Dat ik daar rond de vierde transplantatie wel in slaagde, was waarschijnlijk een kwestie van opgebouwde durf, levenservaring en het besef dat ik openlijk trots mocht zijn op mijn levensverhaal en de mensen die daarin een essentiële rol speelden.

Ik wilde niet meer verbergen, maar koos toch in eerste instantie voor de intieme en veilige dagboekvorm. Als dagboekschrijver werd ik een toeschouwer van mijzelf en mijn omstandigheden. Het was werkelijk een openbaring. Mijn pennenroerselen vormden een bonte feitenbrij; zo nu en dan poëtisch, soms ongekend rauw en bot, dan weer aangrijpend emotioneel of beschouwend filosofisch. Ze raakten mij in mijn ziel. Al mijn emoties, onzekerheden en vragen vonden een plek. Het was in feite een herontdekking van mijn eigen gewaarwordingen.

Deze dagboeknotities vormden samen met de nieuwsbrieven de bron voor 'Dansen in het zand'. Via de nieuwsbrieven groeide ik geleidelijk naar een totale openheid toe. Mijn toegenomen besef van het wonder dat schuilgaat achter een transplantatie sterkte mij in mijn motivatie het verhaal definitief naar buiten te brengen en te delen met anderen.

Ik vond iedere schijn van afstandelijkheid en verbeelding daarbij ongewenst. Daarom schreef ik 'Dansen in het zand' van binnenuit, in de autobiografische vorm. Het is het verhaal zoals ik dat werkelijk beleefd heb. Zo authentiek, persoonlijk en oprecht als mogelijk is. Ik had gevoelsmatig een onmetelijke afstand afgelegd, maar mijn verhaal en leven vormden vanaf dat moment één geheel, één thuis.

In 'Dansen in het zand' speelden drie medepatiënten een rol:

Eva, die kort voor mij werd getransplanteerd en tijdens mijn opname mijn kamergenote was.

Nico en meneer Van der Linden, die bruut werden getroffen door acuut nierfalen en zaalgenoten waren tijdens mijn opname in het regioziekenhuis.

Toen ik Eva de laatste keer zag, twinkelden haar ogen. Ik kreeg drie dikke zoenen. Ze had haar angsten en onzekerheden nog niet helemaal overwonnen, maar genoot van haar gezondheid, gezin en herwonnen onafhankelijkheid. Ze had haar 'oude' baan weer opgepakt en leefde met het zicht op een open toekomst. Haar zus, van wie zij haar nier ontving, was totaal hersteld van de ingreep en functioneerde weer als vanouds.

Met Nico en meneer Van der Linden ging het helaas niet goed. Beiden dialyseerden.

Nico stond op de wachtlijst voor een postmortale nier. De laatste keer (begin 2005) dat ik hem zag, was hij erg in de contramine. Hij voelde zich beroerd en hikte aan tegen een schijnbaar eindeloos en misschien voor hem wel te lang wachten op een donornier.

Ik vernam (eind 2004) dat meneer Van der Linden wegens zijn hoge leeftijd afgekeurd was voor de wachtlijst. De wachttijd was voor hem te lang. Dialyseren tot de dood werd zijn lotsbestemming. Een niet te bevatten treurig vooruitzicht.

Uiteraard heb ik hun namen om privacyredenen gefingeerd.

Dankbetuiging

Ik ben dank verschuldigd aan:

In de eerste plaats aan mijn vriend Manfred de Wit. Als geen ander begrijpt hij gevoelens, emoties en gedachtegangen. Mijn eerste grondige en strenge criticus. Zonder hem had mijn schrijfambitie nooit zulke serieuze vormen kunnen aannemen.

Natuurlijk aan José. Zij heeft mij onschatbaar bijgestaan, geadviseerd, geïnspireerd, gestimuleerd en gemotiveerd. Zonder haar was het manuscript in een kluis verdwenen. Als stoffig aandenken voor Tobias, Desiree en Daniëlle. Mijn neefje en nichtjes. Voor later, als zij rijp genoeg zouden zijn om alles te begrijpen.

Aan Willij Zuidema en professor Weimar van het Erasmus MC voor de enthousiaste ondersteuning van mijn schrijfinitiatief.

Aan *'fasten your seatbelts'* Adje Kloos. Zij is 'zo mooi anders dan ik'. Met haar Nederlandse taalkennis en beeldende vermogens schudde ze me wakker en hielp zo mijn koers te bepalen.

Aan de redacteuren Roel Mazure en Jeroen Kuypers, die met hun trefzekere aanwijzingen mij professioneel tot steun waren.

Niet in de minste plaats aan David Grabijn, mijn uitgever, aan LezersPoort's altijd charmante en enthousiaste Maayke Bongenaar, en aan de mannen van United Media Company. Zij zijn de mensen die van mijn schrijfdroom een uitgeefwerkelijkheid hebben weten te maken.

Aan Isolde Vandaele, zij tapdanste als Moulin Rougedanseres in een laagje water en vertelde mij hoe zwaar dat was. Zij schonk mij daarmee de inspiratie voor de titel. Ja, tapdansen in het water is zwaar, evenals 'Dansen in het zand'. *C'est la vie.*

Aan de directie van het 'onroerend' goede bedrijf 't Goeie-Huys voor hun 'ontroerende' ondersteuning.

Aan artsen, verpleegkundigen en alle anderen die mijn respect hebben gewonnen toen zij mij als kritische patiënt met alle zorg hebben omringd.

Aan de Koninklijke Marine. In mijn relatief korte maar indrukwekkende tijd bij het Korps Mariniers leerde ik mijn fysieke en mentale krachten kennen. Daar werd het mij ook duidelijk dat er zich momenten kunnen aandienen waarop je totaal afhankelijk bent van ware kameraadschap. *Qua Patet Orbis.*

De meeste dank ben ik verschuldigd aan mijn donoren: René, Aad, Wil en José. Mijn ware kameraden. Zonder hen had ik niet kunnen getuigen van mijn verhaal.

Algemene informatie over donorschap, transplantaties of bijvoorbeeld nierziekten is meestal vrij makkelijk te vinden bij diverse instanties. Op www.lezerspoort.nl staat bij een plaatje van 'Dansen in het zand' een korte beschrijving van het boek. Wie klikt op de zin 'meer weten over donorschap' komt bij een aantal praktische informatiemogelijkheden.